JN236256

# Q&Aと
## イラストで学ぶ
# 神経内科

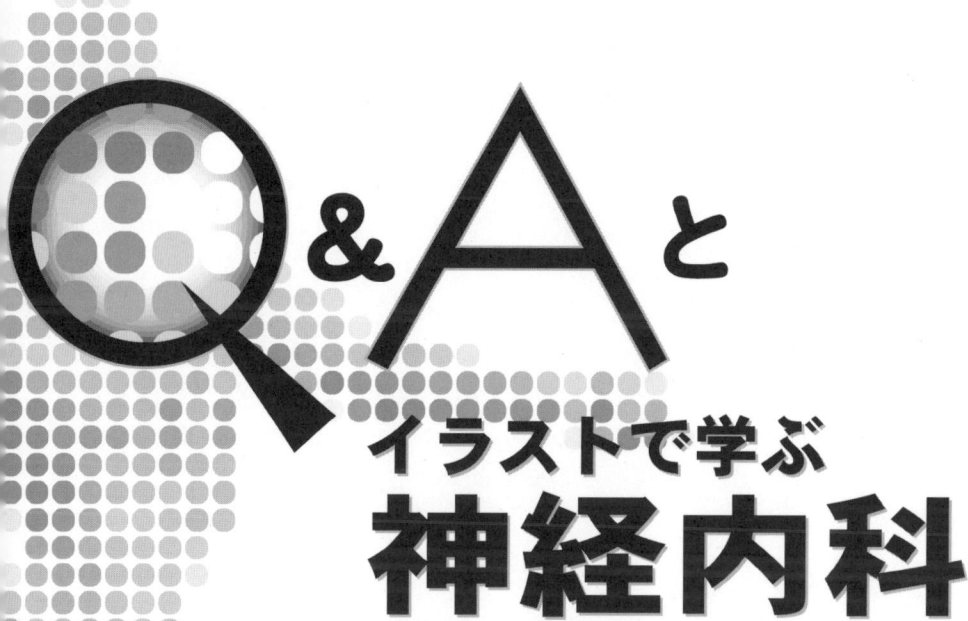

これだけは知っておきたい神経症候の
発症機序

佐賀大学医学部内科学教授
**黒田 康夫** 著

株式会社 **新興医学出版社**

# はじめに

　本書は、学生ならびに神経内科、脳神経外科、内科の研修医を対象にしている。神経疾患の診断においてもっとも難しいのが、神経症候から病変部位を決定することである。これができるようになるには、神経症候の発症機序を根本的に理解することが必要である。

　本書では、重要な神経症候の発症機序とその解釈の仕方をQ&Aとイラストで解説している。本書が神経疾患の診断の向上に少しでも役に立てば、これ以上の喜びはない。なお、本書では医学用語は『内科学用語集第5版』（日本内科学会・編）を参考にした。

平成15年

著　者

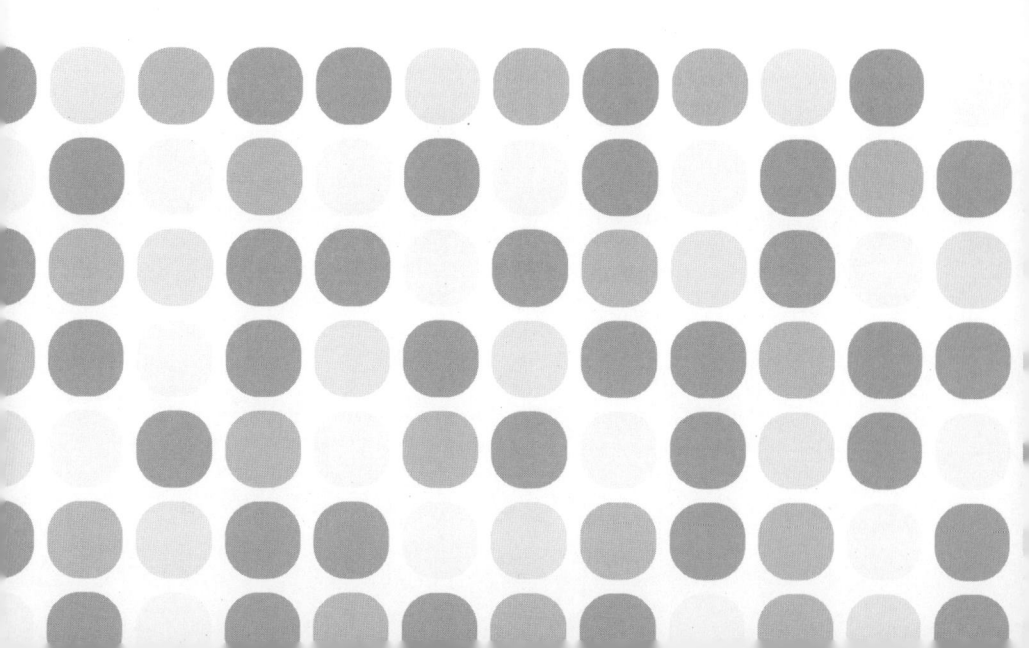

# 目　次

第 1 章　視力・視野障害　■1
第 2 章　瞳孔異常　■8
第 3 章　眼球運動障害　■15
第 4 章　顔面神経麻痺　■24
第 5 章　顔面の感覚異常　■28
第 6 章　聴力障害、めまい　■31
第 7 章　発語障害（失語、構音障害）■38
第 8 章　意識障害　■44
第 9 章　高次脳機能障害（痴呆、失行、失認）■51
第10章　頭　　痛　■59
第11章　運動障害　■67
第12章　感覚障害　■74
第13章　脊髄・末梢神経・筋肉障害　■80
第14章　大脳基底核障害　■91
第15章　小脳障害　■99
第16章　脳循環障害　■104

索　引　■113

# 第1章

# 視力・視野障害

**Questionnaire**
- 1 視覚刺激は網膜でどのように処理されるか？
- 2 視神経の組織学的特殊性とはなにか？
- 3 視覚路の走行を述べよ
- 4 視覚路特有の症候とはなにか？
- 5 視神経障害特有の視覚異常はなにか？
- 6 視神経炎は眼底検査でどのような異常を認めるか？
- 7 乳頭浮腫と鑑別すべき病態はなにか？
- 8 視神経障害と屈折障害を鑑別する視力検査とはなにか？
- 9 視神経交叉部障害特有の症候はなにか？
- 10 視索以降の視覚路障害はどのような症候を呈するか？
- 11 同名半盲から病変部位が推測できるか？
- 12 後頭葉障害特有の症候はなにか？
- 13 同名半盲は診断においてどのように解釈するか？

**Q 1 視覚刺激は網膜でどのように処理されるか？（図1-1）**

　視覚刺激は網膜の**視細胞（錐体と杆体）**で感知され、**双極細胞を介して神経節細胞**に伝えられる。神経節細胞の軸索が**視神経**であり、集束して**視神経乳頭**を形成する。視細胞のうち**錐体（cone）**は明所で働き、視野中心部の視力と色覚をつかさどる。錐体は**黄斑中心窩**に局在するので、黄斑部が中心視力を担うことになる。一方、**杆体（rod）**は光覚をつかさどり、暗所での視力を担う。杆体は網膜に広く分布しており、周辺視野での物体の動きも認知す

る。視神経乳頭には視細胞はなく、この部が視野測定で**マリオット盲点**になる。

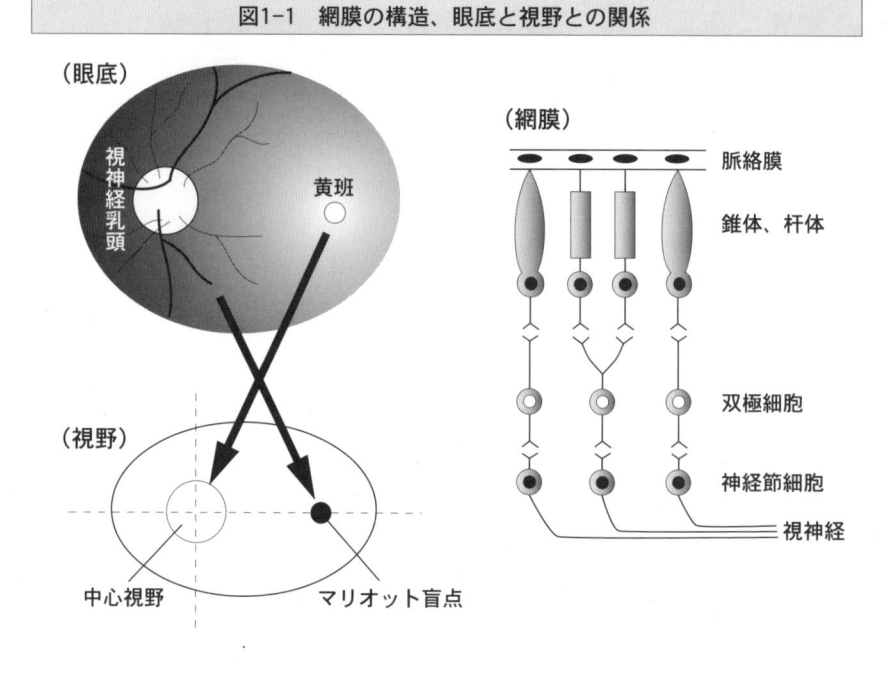

図1-1 網膜の構造、眼底と視野との関係

## Q2 視神経の組織学的特殊性とはなにか？

　視神経は網膜では無髄で、視神経乳頭を形成した後に有髄になる。末梢神経の髄鞘形成細胞は**シュワン（Schwann）細胞**であるが、視神経は例外的に中枢神経と同じく**オリゴデンドログリア（oligodendroglia）**である。したがって、視神経は中枢神経白質と考えてよく、中枢神経脱髄疾患の多発性硬化症は視神経炎を高頻度に生じる。

## Q3 視覚路の走行を述べよ（図1-2）

視覚刺激は、**視神経→視神経交叉→視索→外側膝状体→内包後脚→視放線（頭頂葉、側頭葉）→視覚野（後頭葉）**の経路で認識される。

網膜の鼻側半分からの視神経は交叉して対側の視覚野に至るので、両眼ともに**視野の左半分は右後頭葉、右半分は左後頭葉**で認知される。また、網膜の段階で位相が逆転して認知されるので、**視覚路の上部障害は下部視野の障**

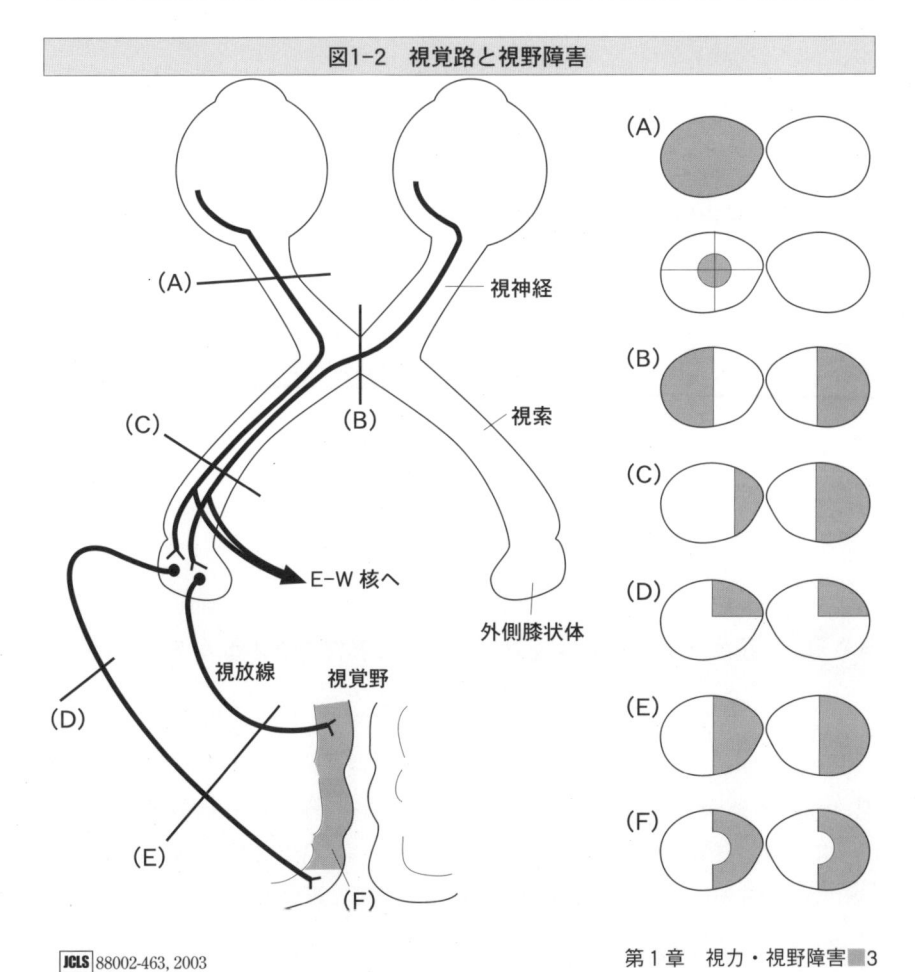

### 図1-2 視覚路と視野障害

第1章 視力・視野障害

害をきたす。視神経の20％は視索の後1/3の所で別れて中脳上丘に行き、両側のEdinger-Westphal核に連絡する。これが対光反射の求心路である。

### Q4　視覚路特有の症候とはなにか？（図1-2）

視覚障害は近視、遠視、白内障、緑内障、ブドウ膜炎、網膜疾患などでも起きる。視神経から後頭葉視覚野に至る視覚路の障害で生じる特有な症候として、**中心暗点、両耳側半盲、両鼻側半盲、同名半盲、同名四半盲、皮質盲**がある。

### Q5　視神経障害特有の視覚異常はなにか？（図1-2A）

視神経の約1/3は黄斑からの神経線維で、視神経の中央を走行するために障害をもっとも受けやすい。**黄斑からの神経線維が障害されると視野の中心視力が障害されて中心暗点（central scotoma）を生じる。高度障害では一側の全盲**をきたす。原因として視神経炎が多く、視神経交叉部の視神経炎は両眼に中心暗点を生じる。

### Q6　視神経炎は眼底検査でどのような異常を認めるか？

視神経乳頭を含む**前視神経炎（乳頭炎）は視神経乳頭の発赤、腫脹（乳頭浮腫、papilloedema）**をきたす。眼窩後方の**球後視神経炎（retrobulbar optic neuritis）は乳頭に異常を生じない**。多発性硬化症は球後視神経炎が多い。視神経炎の慢性期には視神経萎縮による**乳頭の萎縮と蒼白化**が起きる。

## Q7 乳頭浮腫と鑑別すべき病態はなにか？（図1-3）

**図1-3 乳頭浮腫とうっ血乳頭の視野障害**

中心暗点（乳頭浮腫）

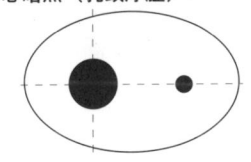

マリオット盲点拡大（うっ血乳頭）

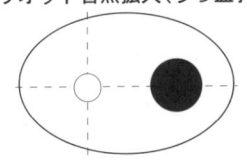

脳腫瘍などで頭蓋内圧亢進が起きると、うっ血乳頭（choked disc）と呼ばれる乳頭浮腫によく似た眼底異常が起きる。機序は、頭蓋内圧亢進→視神経静脈の環流障害→乳頭のうっ血、浮腫である。鑑別点は視力障害の有無である。**乳頭浮腫は必ず中心暗点か高度の視力低下を生じる**。うっ血乳頭でも見えにくさを訴えるが、これは視神経乳頭腫大によるマリオット盲点の拡大によるもので、**視力は保たれる**。

## Q8 視神経障害と屈折障害を鑑別する視力検査とはなにか？（図1-4）

**図1-4 Pin-hole 視力検査**

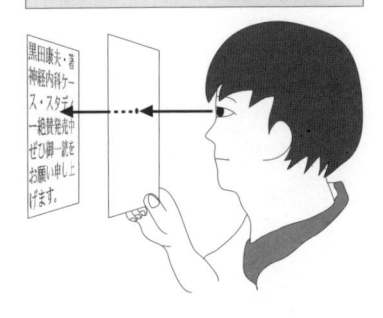

視力低下の原因としては視神経障害よりも屈折障害（近視、遠視）がはるかに多い。**針穴（pin-hole）視力検査**はその鑑別に有用である。径1 mm程度の穴を通して視力検査をすると、屈折障害では読めなかった字が判読できるようになる。これは小孔を通すことにより、ビームが集約されて網膜に到達するためである。**視神経障害では針穴や眼鏡で視力が改善することはない**。

**Q9** 視神経交叉部障害特有の症候はなにか？（図1-2B）

　視神経交叉部近傍は脳腫瘍、脳動脈瘤の好発部位である。上下から交叉部を圧迫することが多く、視交叉の中央部を走行する鼻側網膜からの神経線維が圧迫されるために**両耳側半盲**を生じる。初期には、**上方からの圧迫は両耳側下四半盲、下方からの圧迫は両耳側上四半盲**をきたす。視交叉部が両側方から圧迫されると、外側を走行する耳側網膜からの神経線維が圧迫されるために**両鼻側半盲**が生じる。

**Q10** 視索以降の視覚路障害はどのような症候を呈するか？（図1-2C、D、E）

　視索以降の視覚路障害は、両眼で対側半分の視野障害すなわち**同名半盲**（homonymous hemianopsia）を生じる。頭頂葉から側頭葉に渡って広く走行する視放線は一部が障害されることが多く、**頭頂葉病変は同名下四半盲、側頭葉病変は同名上四半盲**を生じる。

**Q11** 同名半盲から病変部位が推測できるか？

　同名半盲の**左右対称性**、**対光反射**および**視運動眼振**（optokinetic nystagmus：OKN）（図1-5）を調べれば病変部位が推測できる。両眼の相対応する視野からの線維は回転しながら次第に近接していくが、視索段階では未完成である。したがって、**視索障害は左右非対称性の同名半盲**を生じる（図1-2C）。**左右対称性の同名半盲は内包以降の大脳障害**を意味する。視索には対光反射の求心路が走行しているので、**半盲側への光照射で対光反射がな**

図1-5　視運動眼振

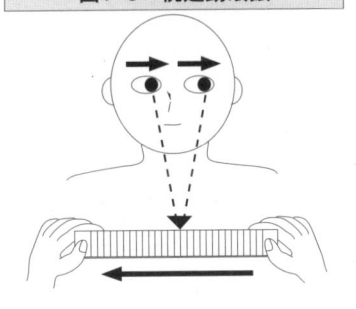

ければ視索障害である。OKNは後頭葉の側方注視中枢を介して起きるので、**対側向きの眼振が誘発されなければ後頭葉近傍の大脳障害**である。

## Q12　後頭葉障害特有の症候はなにか？（図1-2F）

　中心視野にかかわる視覚野は後頭葉極にあり、側副血行路が発達しているために障害されにくい。したがって、**後頭葉視覚野の障害は中心視野が保たれた（黄斑回避）同名半盲を生じる。両側の視覚野が完全に障害されると全盲になる（皮質盲）。**視覚野近傍の視覚連合野も同時に障害されると、視覚に関する**解釈障害（病態失認）**が生じて全盲であることを認めない**アントン（Anton）症候群**と呼ばれる病態が生じる。

## Q13　同名半盲は診断においてどのように解釈するか？

　視覚路は大脳深部を走行するので、同名半盲があれば、**大脳深部の白質病変**を考える。外からの大脳圧迫で同名半盲を生じることはない。

# 第2章 瞳孔異常

Questionnaire
- 1 瞳孔を支配する神経系はなにか？
- 2 交感神経の瞳孔支配の走行を述べよ
- 3 副交感神経の瞳孔支配の走行を述べよ
- 4 瞳孔反射にはなにがあるか？
- 5 瞳孔異常にはなにがあるか？
- 6 縮瞳を起こす病態にはなにがあるか？
- 7 ホルネル症候群の主症候はなにか？
- 8 ホルネル症候群の病変部位の診断はどう進めるか？
- 9 Argyll Robertson瞳孔はどのような症候を呈するか？
- 10 散瞳を起こす病態にはなにがあるか？
- 11 Marcus Gunn瞳孔とは？
- 12 Adie瞳孔、Adie症候群の症候とはなにか？
- 13 パリノー症候群とはなにか？
- 14 中間位固定瞳孔とはなにか？

## Q1 瞳孔を支配する神経系はなにか？

瞳孔は**自律神経**の支配を受ける。**交感神経が散瞳（mydriasis）、副交感神経が縮瞳（miosis）を担う。**

## Q2 交感神経の瞳孔支配の走行を述べよ（図2-1）

　視床下部に1次ニューロン、**第1胸髄の中心灰白質中間外側核**に2次ニューロン、**上頚部交感神経節**に3次ニューロンがある。3次ニューロンの軸索は**内頚動脈**周囲に交感神経叢を形成して頭蓋内に入り、その後眼窩に至って**瞳孔散大筋と眼瞼板筋を支配**する。この経路は対側に交差せず、その障害は同側にホルネル（Horner）症候群が生じる。

図2-1　交感神経の瞳孔支配とホルネル症候群

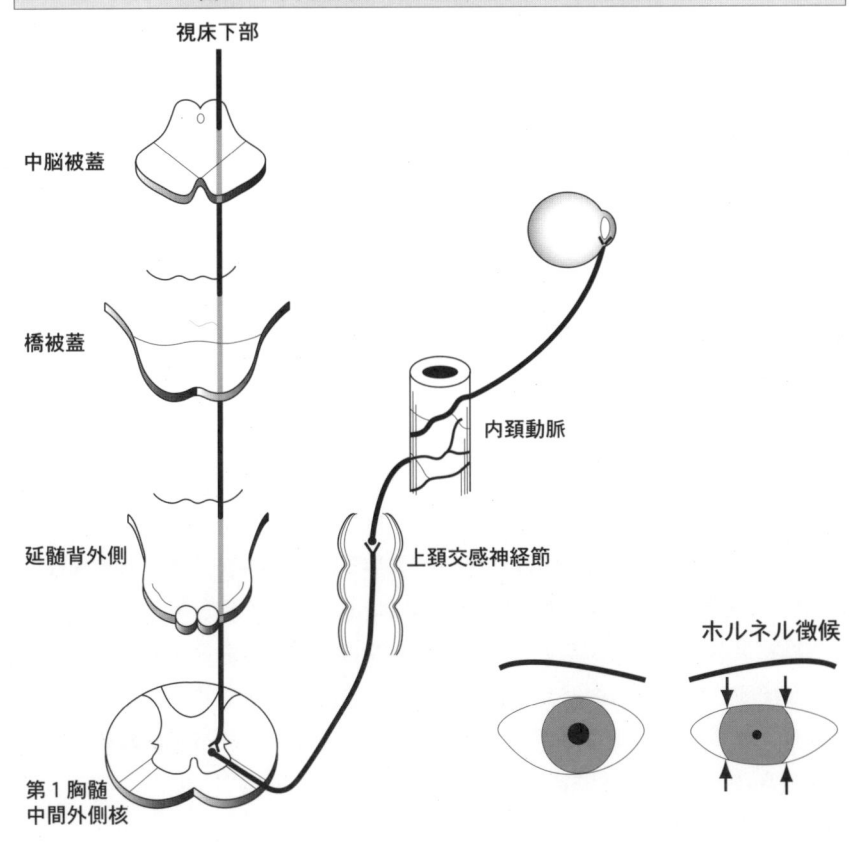

第2章　瞳孔異常

## Q3 副交感神経の瞳孔支配の走行を述べよ（図2-2）

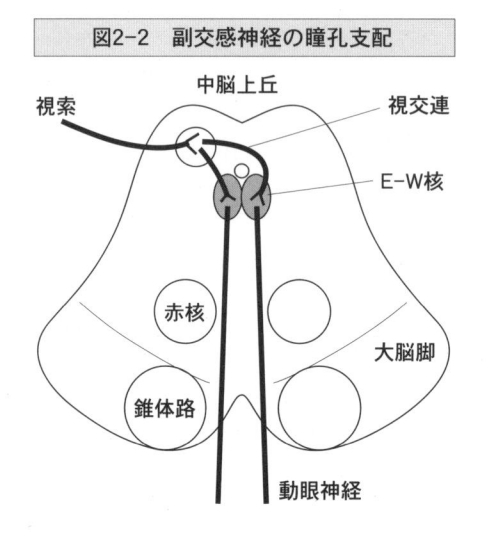

**図2-2 副交感神経の瞳孔支配**

副交感神経の瞳孔中枢は中脳上丘のEdinger-Westphal核（E-W核）である。その軸索は動眼神経として眼窩に至り、毛様体神経節に終わる。そこから出る短毛様体神経が瞳孔括約筋を支配する。この経路は対光反射の遠心路であり、**障害されると対光反射消失と散瞳**を生じる。

## Q4 瞳孔反射にはなにがあるか？

対光反射と輻輳調節反射がある。**対光反射とは、1側瞳孔に光を当てると両側で縮瞳が起きる反射**である。これは、求心路の視神経からの神経線維が中脳上丘視蓋部を通って両側のE-W核に終わるからである（図2-2）。**輻輳調節反射は、眼前近くの物を見させると両眼球が内転（輻輳反射）して縮瞳する（調節反射）反射**である。この反射の経路は複雑で、調節反射には後頭葉が関与する。両反射の経路が異なるため、対光反射では縮瞳がなく、輻輳調節反射で縮瞳を認めることがある。Adie瞳孔、Argyll Robertson瞳孔がその例である。

### Q5 瞳孔異常にはなにがあるか？

　大きさ、形、位置の異常がある。大きさの異常には**縮瞳、散瞳、瞳孔不同**（anisocoria）がある。瞳孔不同は正常人の約20％にみられ、必ずしも病的状態ではない。形は正常では正円であるが、**楕円**（Adie瞳孔）や**不整**（Argyll Robertson瞳孔）がある。


### Q6 縮瞳を起こす病態にはなにがあるか？

　1側の縮瞳では、交感神経障害による**ホルネル症候群**を第1に考える。ホルネル症候群は特有の症候を呈するので診断は容易である。**両側性の縮瞳は、高齢者、Argyll Robertson瞳孔、副交感神経刺激作用を有する麻薬、有機リン、フェノチアジンなどの中毒**でみられる。橋出血では**針先瞳孔**（pin-point pupil）と呼ばれる両眼の著しい縮瞳が起きる。これは交感神経の1次ニューロンの下降路の障害による（図2-1）。


### Q7 ホルネル症候群の主症候はなにか？（図2-1）

　縮瞳（瞳孔散大筋麻痺）、軽度の眼瞼下垂（瞼板筋麻痺）および瞼裂狭小（下眼瞼の挙上も生じる）である。眼窩内平滑筋が発達した家兎ではその麻痺による眼球陥凹も生じるが、未発達のヒトでは眼球陥凹は起こらない。

**Q8　ホルネル症候群の病変部位の診断はどう進めるか？**

　上頸部交感神経節を境にして**節前障害（中枢）と節後障害（末梢）を鑑別**する（図2-1）。鑑別には顔面の発汗障害と薬物点眼試験が有用である。瞳孔支配と顔面の汗腺支配の交感神経は節前では併走しているが、節後では瞳孔支配は内頸動脈、汗腺支配は外頸動脈とともに走行する。したがって、**顔面に発汗障害があれば節前障害**である。薬物点眼試験では、正常眼は反応しない0.1％濃度のアドレナリン点眼を行う。**節後障害では脱神経支配による過敏反応が生じており、散瞳**が起きる。逆に、神経終末部に作用して交感神経作用を発揮する1％コカインの点眼では、**節前障害では正常の散瞳が起きるが、神経終末部が破壊されている節後障害では散瞳がみられない。**

**Q9　Argyll Robertson瞳孔はどのような症候を呈するか？（図2-3）**

　**縮瞳、対光反射消失、輻輳調節反射正常**が基本症候である。中脳上丘視蓋前域で対光反射の求心路の障害で起きるので、通常両側性である。神経梅毒で有名であるが、多発性硬化症など他疾患でも起きる。

**Q10　散瞳を起こす病態にはなにがあるか？**

　散瞳では**動眼神経麻痺、緊張瞳孔（Adie瞳孔）、パリノー（Parinaud）症候群**などの副交感神経障害を第1に考える。**無酸素脳症**などの脳の広汎な障害でも散瞳が生じる。アトロピン、三環系抗うつ剤、抗ヒスタミン剤などの抗コリン作用の**薬剤**も散瞳を起こす。

図2-3 Argyll Robertson瞳孔とパリノー症候群

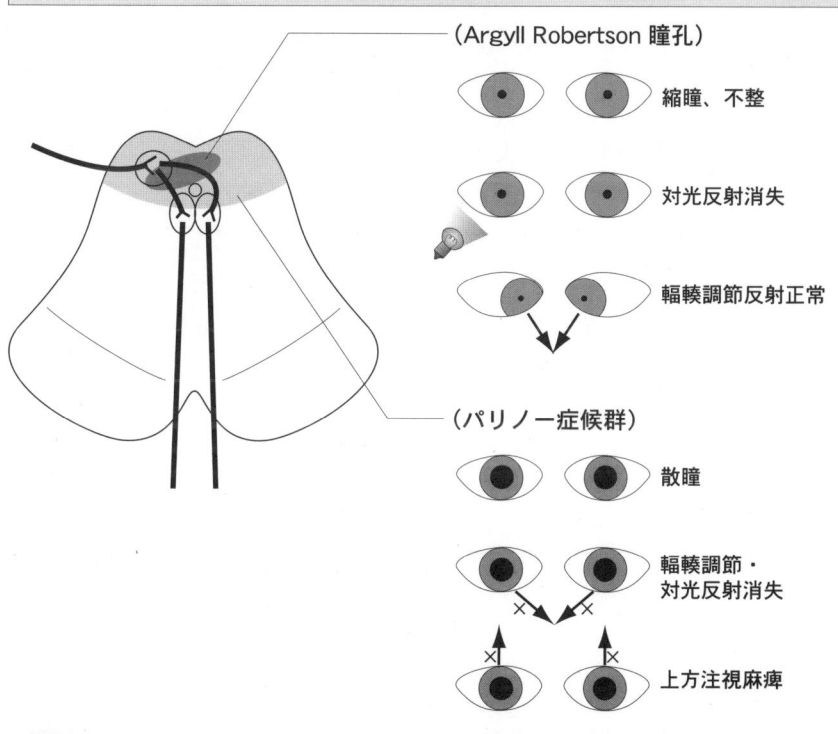

（Argyll Robertson瞳孔）
縮瞳、不整
対光反射消失
輻輳調節反射正常

（パリノー症候群）
散瞳
輻輳調節・対光反射消失
上方注視麻痺

## Q11　Marcus Gunn瞳孔とは？（図2-4）

図2-4　Marcus Gunn瞳孔
患側　健側

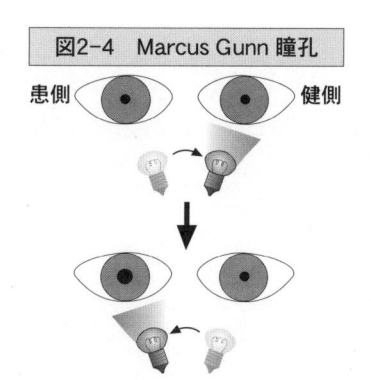

ごく軽微な視神経障害では、**健側眼に光を数秒間当てた後に患側眼に光を当てると、わずかに収縮した後に逆に散瞳が起きる**。これは**相対的求心性瞳孔障害**または**Marcus Gunn瞳孔**と呼ばれる。視神経線維の減少で対光反射が減弱しているために起き、軽微な視神経障害の特有な症候である。

### Q12 Adie瞳孔、Adie症候群の症候とはなにか？

散瞳（楕円形）、対光反射消失、輻輳で徐々に縮瞳すればAdie瞳孔である。若い女性に多く、1側性で急性に発症する。正常眼は反応しない2.5％メコリール（副交感神経作動薬）点眼に過敏反応して縮瞳するので、毛様体神経節以降の節後線維の障害が原因である。**Adie瞳孔に加えて腱反射消失、下痢・起立性低血圧・発汗障害など自律神経障害があればAdie症候群**と診断する。

### Q13 パリノー症候群とはなにか？（図2-3）

**散瞳、対光反射と輻輳調節反射の消失、上方注視麻痺**を呈する。垂直注視中枢と動眼神経核が存在する中脳上丘の障害で起こり、松果体腫瘍、第3脳室腫瘍、多発性硬化症などでみられる。

### Q14 中間位固定瞳孔とはなにか？

交感神経と動眼神経の両方が障害されると、**瞳孔径は正常で対光反射が消失した中間位固定瞳孔（mid-position fixed pupil）**が起きる。中脳被蓋の広汎な障害で起きることが多く、生命予後不良の徴候である。

第 3 章

# 眼球運動障害

> Questionnaire
> ● 1 眼球運動障害をきたす機序にはなにがあるか？
> ● 2 外眼筋とその支配脳神経はなにか？
> ● 3 複視で、麻痺側はどのように判定するか？
> ● 4 動眼神経麻痺はどのような症候を呈するか？
> ● 5 動眼神経麻痺の病変部位の診断はどう進めるか？
> ● 6 滑車神経麻痺の症候はなにか？
> ● 7 外転神経麻痺の病変部位はどのように診断するか？
> ● 8 両眼球が1側に偏位している場合、なにを考えるか？
> ● 9 側方注視麻痺をきたす部位はどこか？
> ● 10 前頭葉注視中枢とPPRFの障害はどう鑑別するか？
> ● 11 垂直注視麻痺を起こす部位はどこか？
> ● 12 内側縦束障害はどのような症候を呈するか？
> ● 13 全外眼筋麻痺の診断はどのように進めるか？

## Q1 眼球運動障害をきたす機序にはなにがあるか？

　機序として、①筋肉疾患、②神経筋接合部疾患、③脳神経麻痺、④内側縦束障害および⑤注視障害を考える。①、②は両側性が多く、③は1側性が多い。④、⑤は特有の症候を呈する。

## Q2 外眼筋とその支配脳神経はなにか？（図3-1）

外眼筋の種類と機能およびその脳神経支配を図3-1に示す。

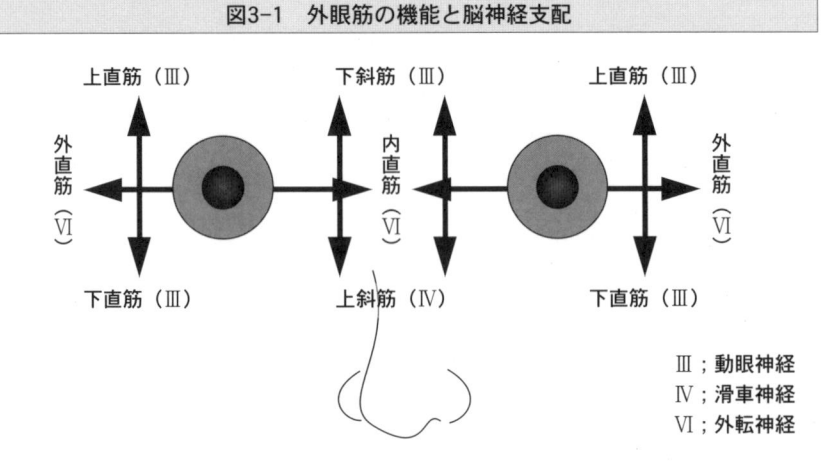

#### 図3-1 外眼筋の機能と脳神経支配

```
         上直筋（Ⅲ）       下斜筋（Ⅲ）        上直筋（Ⅲ）
外                     内                      外
直    ←  ●  →        直   ←  ●  →         直
筋                     筋                      筋
（Ⅵ）                  （Ⅵ）                  （Ⅵ）
         下直筋（Ⅲ）       上斜筋（Ⅳ）        下直筋（Ⅲ）
```

Ⅲ；動眼神経
Ⅳ；滑車神経
Ⅵ；外転神経

眼球を直接斜め上や斜め下に動かす外眼筋はないことを知っておく。**動眼神経（Ⅲ）**は眼瞼挙筋も支配し、E-W核から出る副交感神経を含む。**滑車（Ⅳ）、外転神経（Ⅵ）**は純粋運動神経である。**動眼神経核は中脳上丘、滑車神経核は中脳下丘、外転神経核は橋被蓋にある**（図3-2）。この3脳神経は海綿静脈洞で初めて合流し、三叉神経第1枝とともに上眼窩裂から眼窩内に入る。この知識は病変部位の決定において重要である。

## Q3 複視で、麻痺側はどのように判定するか？（図3-3）

健側眼では中心視野でとらえ、麻痺側眼では周辺視野でとらえるために像

図3-2 動眼（Ⅲ）、滑車（Ⅳ）、外転（Ⅵ）神経麻痺

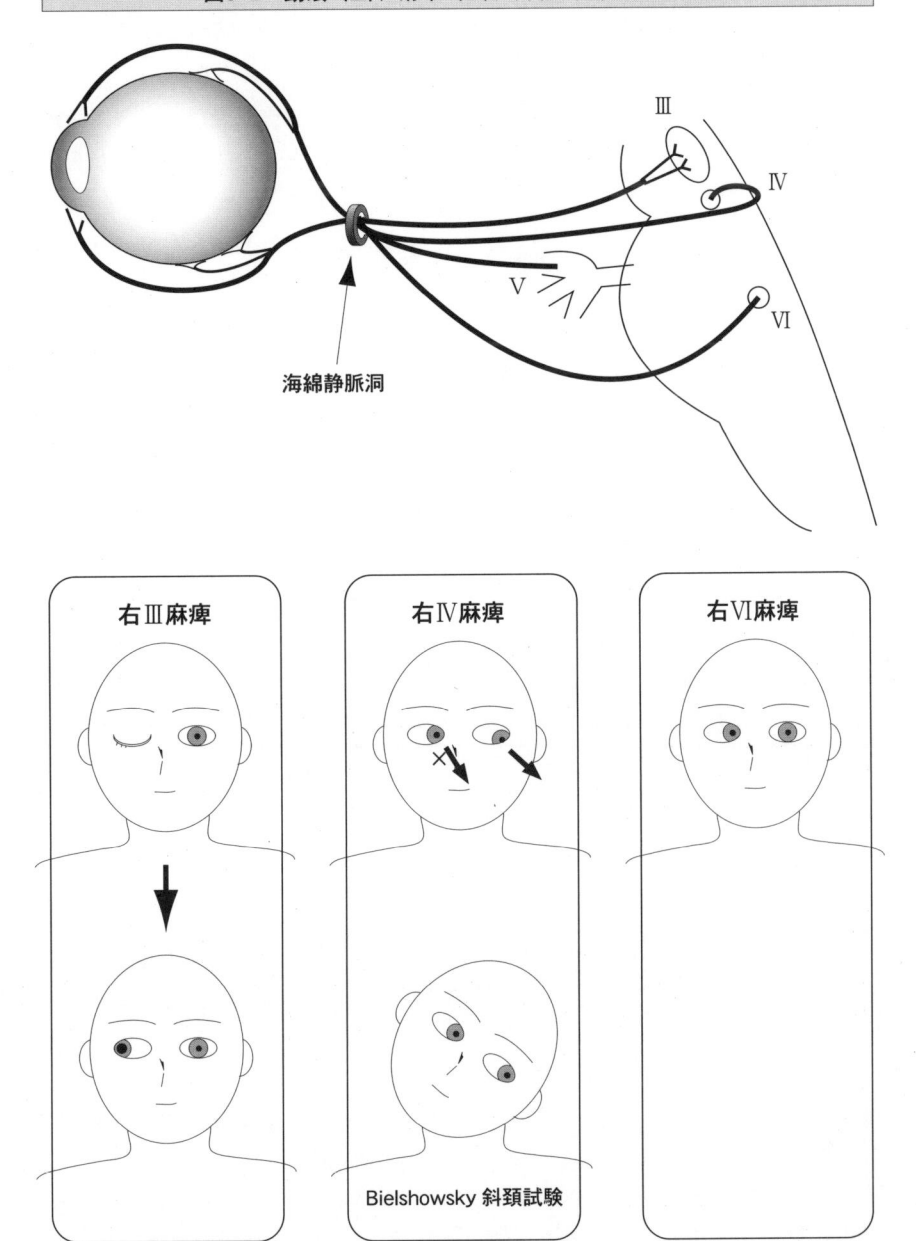

海綿静脈洞

右Ⅲ麻痺

右Ⅳ麻痺

Bielshowsky 斜頚試験

右Ⅵ麻痺

第３章　眼球運動障害　17

図3-3　眼筋麻痺と複視

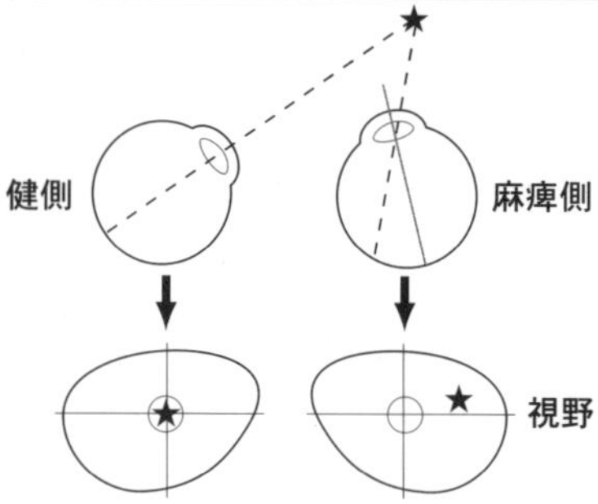

健側　麻痺側　視野

が二重になる。したがって、麻痺側眼の像（仮像）は常に健側眼の像（真像）の外側に生じることになる。診察では、**複視が生じる方向を見つめさせて1眼を遮蔽し、どちらの像が消えたかを尋ねる**。たとえば、右眼を遮蔽したときに外側の像が消えれば、右眼が麻痺側である。

### Q4　動眼神経麻痺はどのような症候を呈するか？（図3-2）

　完全麻痺では、外眼筋麻痺に加えて眼瞼挙筋麻痺による高度の**眼瞼下垂**と瞳孔括約筋麻痺による**散瞳**と**対光反射消失**を認める。**眼球は外転しており、内転、上転、下転が不能**である。動眼神経麻痺では、**病変部位の診断（Q5）とともに、腫瘍、動脈瘤などによる圧迫なのか、炎症、虚血などの非圧迫性病変なのかを診断することが重要**である。動眼神経の最外側はE-W核から出る副交感神経が走行する。したがって、外からの圧迫では最初にそれが障害されるために、散瞳が外眼筋麻痺に先行して出現する。一方、炎症、虚血などの非圧迫性病変では最外側の副交感神経が障害をもっとも受けにくく、散瞳を伴わない（瞳孔回避）動眼神経麻痺を呈することがある（糖尿病、Wernicke脳症、Tolosa-Hunt症候群など）。

### Q5　動眼神経麻痺の病変部位の診断はどう進めるか？

　病変部位を①**中脳**、②**くも膜下腔**、③**海綿静脈洞～上眼窩裂**の3ヵ所に大

別する。鑑別は随伴症状で行う。①では大脳脚の錐体路障害による片麻痺あるいは赤核障害による振戦を対側半身に認める（10ページ図2-2）。②は髄膜刺激症状を伴う（63ページ第10章Q10）。滑車、外転、三叉神経第1枝の障害を伴っていれば③である（図3-2）。動眼神経の単独麻痺では病変部位として②、③を第1に考える。この場合、Q4で述べた**圧迫性病変と非圧迫性病変を鑑別する**。

## Q6　滑車神経麻痺の症候はなにか？（図3-2）

本を読む、階段を降りるなど下方視で**複視**を生じる。特有な症候は、頭を健側に傾けると左右の眼球位のずれが小さくなるため複視が軽くなる（**Bielshowsky斜頚試験**）。滑車神経は中脳内の走行がきわめて短く、障害部位として末梢を第1に考える。

## Q7　外転神経麻痺の病変部位はどのように診断するか？（図3-2）

**眼球は内転しており、外転が不能**である。病変部位は動眼神経麻痺と同様に、①橋、②くも膜下腔、③海綿静脈洞～上眼窩裂の3ヵ所に大別する。①では、PPRF障害による側方注視麻痺、顔面神経麻痺、橋底を通る錐体路障害による対側の片麻痺を伴う（図3-4）。②は髄膜刺激症状を伴い、③は動眼神経、三叉神経Ⅰ枝の障害を伴う。外転神経の単独麻痺では、病変部位として②、③を第1に考える。遠隔部の脳腫瘍が頭蓋内圧亢進で外転神経を頭蓋底に押しつけて麻痺させることもあり、脳腫瘍の偽性局所徴候として有名である。

図3-4 側方注視中枢と内側縦束（MLF）

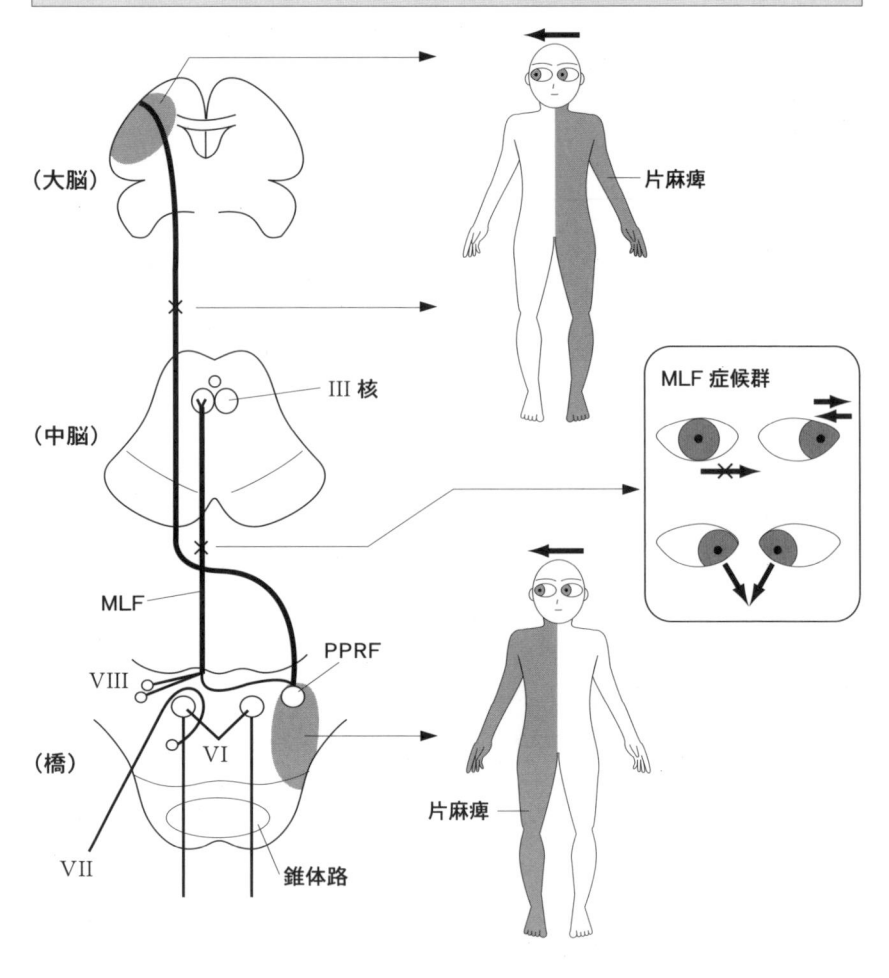

（大脳）

III核

（中脳）

MLF

VIII

PPRF

VI

（橋）

VII

錐体路

片麻痺

MLF症候群

片麻痺

**Q 8　両眼球が1側に偏位している場合、なにを考えるか？（図3-4）**

　両眼球が1側に偏位している共同偏視では、**注視障害（麻痺）**を考える。注視麻痺には側方注視麻痺と垂直注視麻痺がある。病変部位として、大脳と

図3-5 眼球頭反射（人形の眼現象）

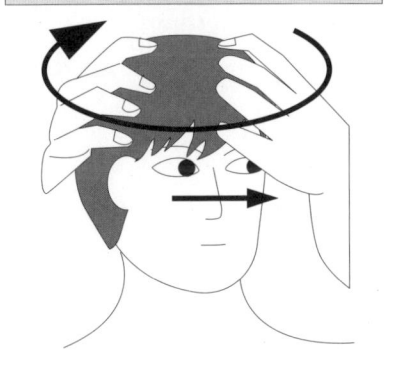

脳幹の注視中枢あるいは両者を結ぶ神経路を考える。**注視麻痺は核上性眼筋麻痺であり、眼球頭反射（oculocephalic reflex、人形の眼現象）は陽性で、眼球は正中線を越えて対側に動く**（図3-5）。

## Q9 側方注視麻痺をきたす部位はどこか？（図3-4）

側方注視中枢は**前頭葉、後頭葉および橋の傍正中橋網様体（paramedian pontine reticular formation：PPRF）**にある。前頭葉の側方注視中枢は対側橋のPPRFを介して衝動的に眼球を対側方向に動かす（saccadic movement）。後頭葉の側方注視中枢は同側のPPRFを介して緩やかに眼球を同側方向に動かす（smooth pursuit movement）。すなわち、前頭葉の側方注視中枢で物体を素早く捉え、後頭葉の側方注視中枢で動く物体を無意識に追跡することになる（**OKN反射**、7ページ図1-5）。したがって、共同偏視があれば、前頭葉の側方注視中枢か橋のPPRFまたは両者を結ぶ神経路の障害を考える。

## Q10 前頭葉注視中枢とPPRFの障害はどう鑑別するか？（図3-4）

共同偏視では対側半身に片麻痺を認めることが多く、これが参考になる。前頭葉の注視中枢は眼球を対側に向け、PPRFは同側に眼球を向けるので、そ

の障害では逆方向への共同偏視が起きる。すなわち、**前頭葉障害では片麻痺の反対側への共同偏視、PPRF障害では片麻痺側への共同偏視**が起きる。

## Q11 垂直注視麻痺を起こす部位はどこか？

垂直注視中枢は**中脳の動眼神経核近傍**にある（13ページ図2-3）。垂直注視麻痺はパリノー症候群、進行性核上性麻痺でみられる。視床出血では血腫が中脳の垂直注視中枢を圧迫するために病巣側で眼球が下方偏位する。

## Q12 内側縦束障害はどのような症候を呈するか？（図3-4）

内側縦束（medial longitudinal fasciculus：MLF）はPPRFから出て、すぐに対側に交差する。MLFはPPRF、外転神経、動眼神経、前庭神経および頸部筋を連結しており、両眼の共同運動をつかさどる。その障害は、**側方の注視で内転障害と外転眼に眼振**を呈する。動眼神経は障害されていないので輻輳は正常である。これを**核間性眼筋麻痺**または**MLF症候群**と言い、病変は内転障害側の橋である。多発性硬化症では両側性MLF症候群が起きることが多い。

## Q13 全外眼筋麻痺の診断はどのように進めるか？

1側性か両側性かで病因が異なる。1側性全外眼筋麻痺では海綿静脈洞～上眼窩裂での動眼、滑車、外転神経障害を第1に考える。内眼筋麻痺（散瞳、対光反射消失）があれば確実である。**両側性の全外筋麻痺は核上性、核下性**

障害のいずれでも起きるが核下性障害が原因として多い。核上性麻痺には進行性核上性麻痺、核下性麻痺は脳神経障害（Miller-Fisher症候群、ギラン・バレー症候群など）、神経筋接合部疾患（重症筋無力症など）、筋肉疾患（バセドー病、ミトコンドリア・ミオパチーなど）がある。

# 第4章

# 顔面神経麻痺

> **Questionnaire**
> Q 1 顔面神経の機能はなにか？
> Q 2 顔面神経の走行を述べよ
> Q 3 顔面神経麻痺の病変部位の診断はどう進めるか？
> Q 4 核上性（中枢性）顔面神経麻痺はどのような症候を呈するか？
> Q 5 両側性顔面麻痺の原因にはなにがあるか？
> Q 6 顔面の不随意運動にはなにがあるか？

## Q1 顔面神経の機能はなにか？（図4-1）

　顔面神経の機能は、**顔面筋、アブミ骨筋、広頚筋の運動**である。顔面筋は表情筋とも呼ばれ、前頭筋は額のしわ寄せ、眼輪筋は眼を閉じ、口輪筋は口をすぼめる。顔面神経には涙腺・唾液腺を支配する副交感神経と舌の味覚をつかさどる特殊内臓感覚神経が合流する。

## Q2 顔面神経の走行を述べよ（図4-1）

　顔面神経核は橋にあり、**小脳橋角部から出て、聴神経とともに内耳道に入り、顔面神経管を通って頭蓋外に出る**。味覚の孤束核と副交感神経の上唾液核は延髄にあり、橋外で顔面神経に合流する。**顔面神経管内で大浅在錐体神**

図4-1 顔面神経とその機能

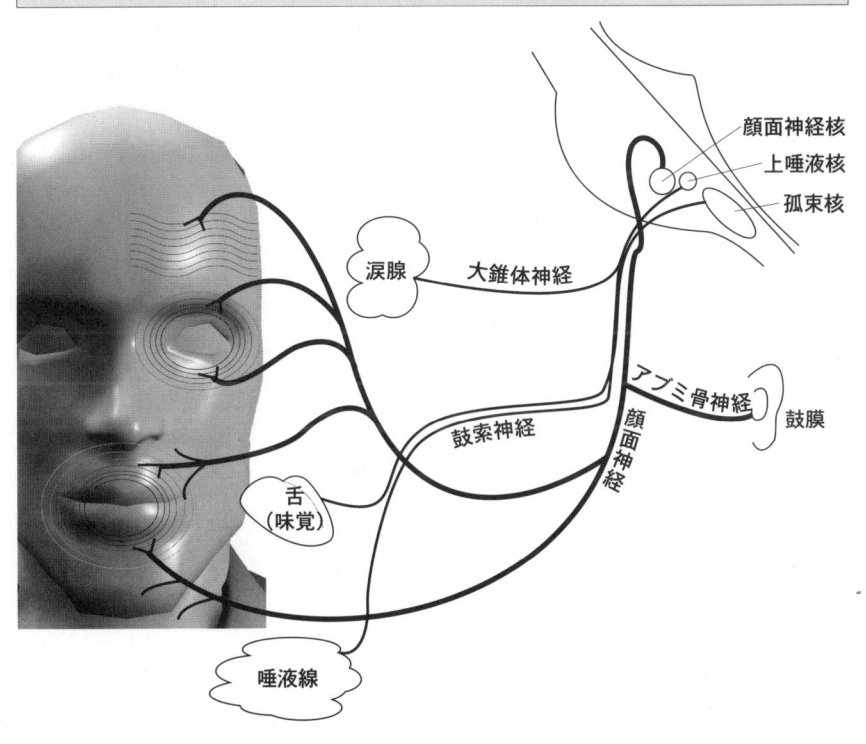

経（涙腺）、アブミ骨神経（鼓膜）、鼓索神経（味覚、唾液腺）の3枝が出る。この3枝は顔面神経障害部位の診断において重要である。

## Q3 顔面神経麻痺の病変部位の診断はどう進めるか？

　顔面神経が麻痺すると、額のしわよせ、閉眼、口をすぼめることができなくなる（図4-2）。障害部位として、①橋、②くも膜下腔（小脳橋角部）、③内耳道、④顔面神経管以降の4カ所を考える。①は注視麻痺や対側の片麻痺を伴うことが多く、②は髄膜刺激症候を伴う。小脳橋角部からは三叉神経、聴

図4-2 末梢性顔面神経麻痺（A）と中枢性顔面神経麻痺（B）

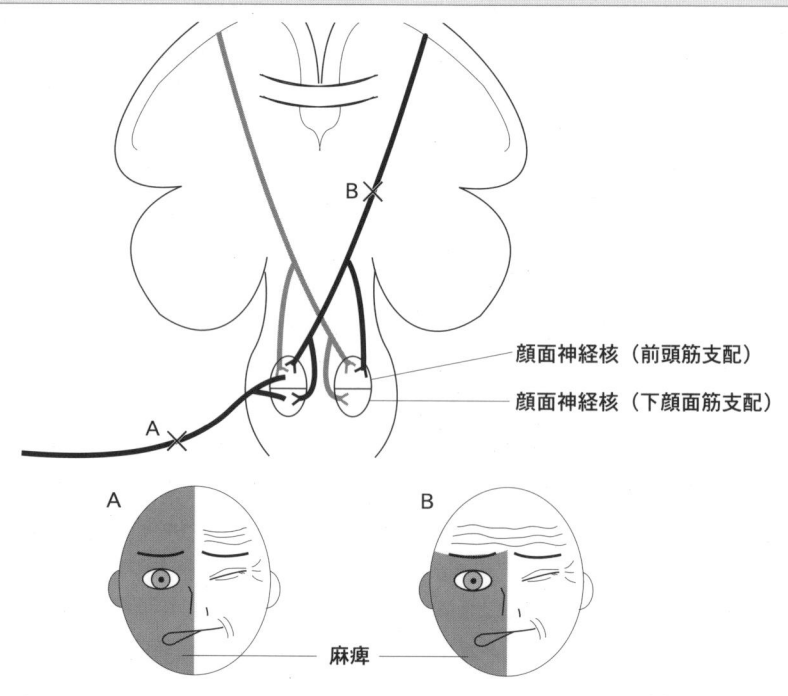

顔面神経核（前頭筋支配）
顔面神経核（下顔面筋支配）

麻痺

神経も出るので、顔面神経に加えて難聴、顔面の感覚低下、小脳失調があればこの部の病変とくに腫瘍を考える。顔面神経麻痺と難聴の組合せでは病変部位として③内耳道を考える。顔面神経の単独麻痺では④かそれより末梢での障害を第1に考える。この場合、涙分泌低下、聴覚過敏（アブミ骨筋麻痺による鼓膜の過振動）、味覚低下の有無を必ず調べて、病変部位をさらに特定する（図4-1）。

**Q 4 核上性（中枢性）顔面神経麻痺はどのような症候を呈するか？（図4-2）**

前頭葉中心前回の運動野は皮質球路を介して対側顔面神経核を支配するが、

前頭筋だけは両側の大脳支配を受ける。したがって、**皮質球路の1側障害による核上性顔面神経麻痺では前頭筋の麻痺は生じない**。皮質球路が両側障害されると前頭筋も麻痺するので、両側性顔面神経麻痺との鑑別が必要になる。鑑別点は、核上性麻痺では口尖らし反射などの顔面筋反射が亢進し、顔面筋に対する大脳の抑制が失われて理由もなく**突然泣き顔（強制失泣）**や**笑い顔（強制失笑）**になり、さらに偽性球麻痺による**嚥下・構音障害**を伴う点である。

## Q5 両側性顔面麻痺の原因にはなにがあるか？

**大脳**（多発脳梗塞など）、**顔面神経核**（脳幹出血または梗塞、筋萎縮性側索硬化症など）、**顔面神経**（ギラン・バレー症候群、サルコイドーシス、ライム病、伝染性単核症、ジフテリアなど）、**神経筋接合部**（重症筋無力症など）および**筋肉**（筋強直性ジストロフィーなど）のいずれの障害でも起きる。最初に、核上性麻痺と核下性麻痺を鑑別することが大事である。

## Q6 顔面の不随意運動にはなにがあるか？

1側の眼輪筋と口輪筋にピクピクする不随意運動があれば、**片側顔面けいれん（hemifacial spasm）**と診断する。高齢者に多く、前または後下小脳動脈が動脈硬化で蛇行して顔面神経を圧迫して起こすことが多い。両眼が固く閉じて開けられなければ**眼瞼けいれん（blepharospasm）**と診断する。ジストニアの1種で、大脳基底核の障害で起きる。口がモゴモゴ常に動いていれば**口ジスキネジー（oral dyskinesia）**と診断する。大脳基底核障害で起き、加齢、薬剤が原因のことが多い。眼瞼けいれんと口ジスキネジーの両方を認めれば**メージュ（Meige）症候群**と診断する。

# 第5章 顔面の感覚異常

> **Questionnaire**
> Q 1 頭部の感覚を支配する神経はなにか？
> Q 2 三叉神経の機能と走行を述べよ？
> Q 3 1側顔面の全感覚低下ではなにを考えるか？
> Q 4 1側顔面の温痛覚だけの障害ではなにを考えるか？
> Q 5 三叉神経痛とはなにか？

## Q1 頭部の感覚を支配する神経はなにか？（図5-1）

顔面と前頭部は**三叉神経**、後頭部は第2頚髄から出る**大後頭神経**が支配する。頭蓋内では、前および中頭蓋窩は三叉神経、後頭蓋窩は**舌咽神経**である。口腔は三叉神経、咽喉頭は舌咽神経支配である。

## Q2 三叉神経の機能と走行を述べよ？（図5-1）

三叉神経は**感覚神経**と**運動神経**から成る。感覚神経は1枝（眼神経）、2枝（上顎神経）、3枝（下顎神経）があり、半月神経節を経て橋に入る。運動神経は第3枝を走行し、咀嚼筋（下顎の運動）を支配する。**三叉神経核は3つの知覚核と1つの運動核**から成る。中脳路核は筋肉や関節からの固有感覚を受け、下顎反射の中枢になる。主知覚核は触覚、三叉神経脊髄路核は温痛覚の

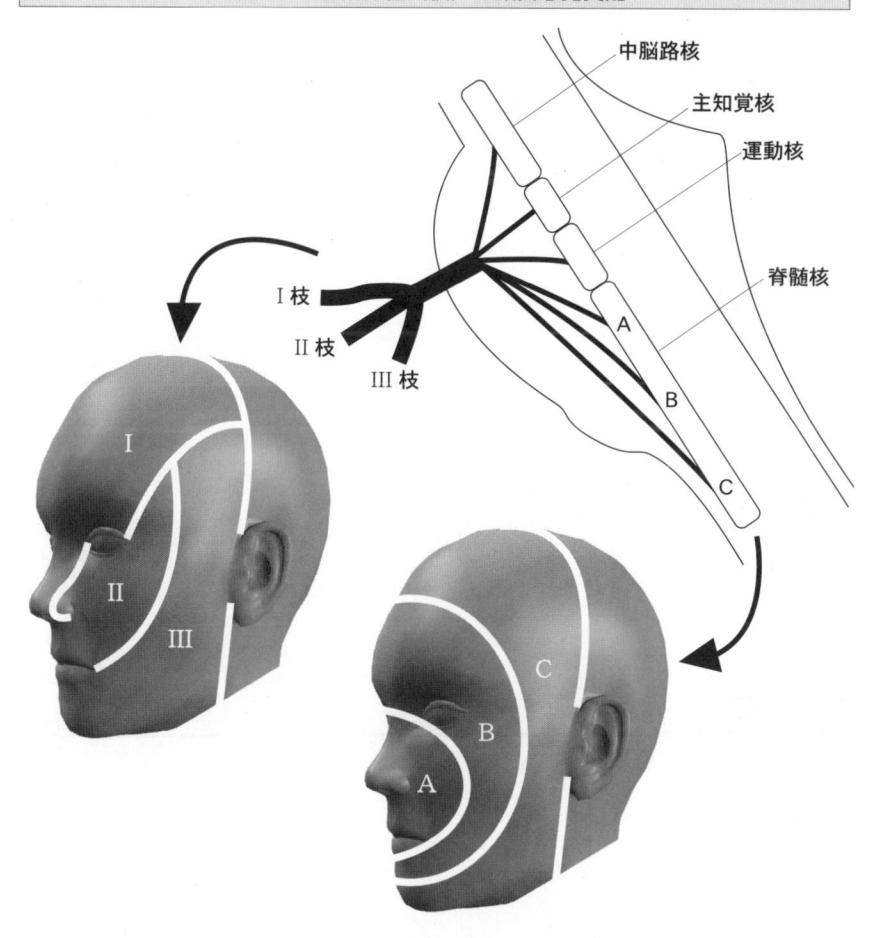

図5-1 三叉神経（核）の顔面感覚支配

核である。三叉神経脊髄路は橋から上位頚髄まで下降し、顔面中央部からの神経線維ほど早く終わって核に至る。すべての感覚はその後対側に交差して三叉神経視床路を形成し、脊髄視床路とともに視床→内包後脚を経て頭頂葉中心後回の感覚野に至る（**74ページ第12章**）。

**Q3　1側顔面の全感覚低下ではなにを考えるか？（図5-1）**

　感覚障害の範囲で病変部位を決定する。三叉神経の分枝の障害はその支配領域に全感覚低下を生じる。半月神経節から中枢側での三叉神経障害は1側顔面全体に全感覚低下を生じる。顔面だけでなく半身性に全感覚低下があれば、対側の視床から内包後脚の病変を考える。この場合、片麻痺があれば内包後脚、感覚障害だけであれば視床を考える（74ページ第12章）。


**Q4　1側顔面の温痛覚だけの障害ではなにを考えるか？（図5-1）**

　顔面で**温痛覚**だけが選択的に障害されている場合、同側の**三叉神経脊髄路の障害**を考える。三叉神経脊髄路は橋から第2頚髄まで下降するが、顔面の中央からの神経は延髄で終わり、周辺からの神経は頚髄まで下降する。したがって、1側顔面全体で温痛覚低下があれば橋か延髄の障害を考え、顔面周辺に同心円状（onion-skin pattern）の温痛覚低下を認める場合は頚髄障害を考える。


**Q5　三叉神経痛とはなにか？**

　**顔面の発作性の刺すような疼痛**では、三叉神経痛を考える。1枝より2、3枝領域に多く、会話、歯磨き、食事で誘発されることがある。原因は、中年以降では動脈や腫瘍による**三叉神経根部の圧迫**、若年者の難治例では**橋内での脱髄性病変**（多発性硬化症）を考える。抗てんかん薬のカルバマゼピンが有効なことが多い。

# 第6章

# 聴力障害、めまい

**Questionnaire**
- Q 1　聴覚はどのように認知されるか？
- Q 2　難聴はどのように分類されるか？
- Q 3　伝音性難聴と感音性難聴はどのように鑑別するか？
- Q 4　Weber試験とはなにか？
- Q 5　Rinne試験とはなにか？
- Q 6　伝音性難聴をきたす疾患にはなにがあるか？
- Q 7　感音性難聴はどこの障害で起きるか？
- Q 8　前庭系とはなにか？
- Q 9　前庭神経の走行を述べよ？
- Q 10　前庭機能障害はどのような症候を呈するか？
- Q 11　眼振はどのように分類されるか？
- Q 12　めまいと鑑別すべき病態はなにか？
- Q 13　良性発作性頭位めまい症とメニエール病の鑑別点はなにか？
- Q 14　caloric testとはなにか？

## Q 1　聴覚はどのように認知されるか？（図6-1）

　音波は**鼓膜、耳小骨**を介して卵円窓に伝わり、**蝸牛**の外リンパ液に波を生じる。この波が神経終末器官の**コルチ（Corti）器官**に作用して蝸牛神経に活動電位を生じる。活動電位は**聴神経（蝸牛神経と前庭神経から成る）**を経て延髄の**蝸牛神経核**に伝わる。その後、外側毛帯を形成して両側性に脳幹を上行し、**下丘→内側膝状体→内包→聴放線**を経て両側の側頭葉の聴覚野で認知される。

図6-1 聴覚路

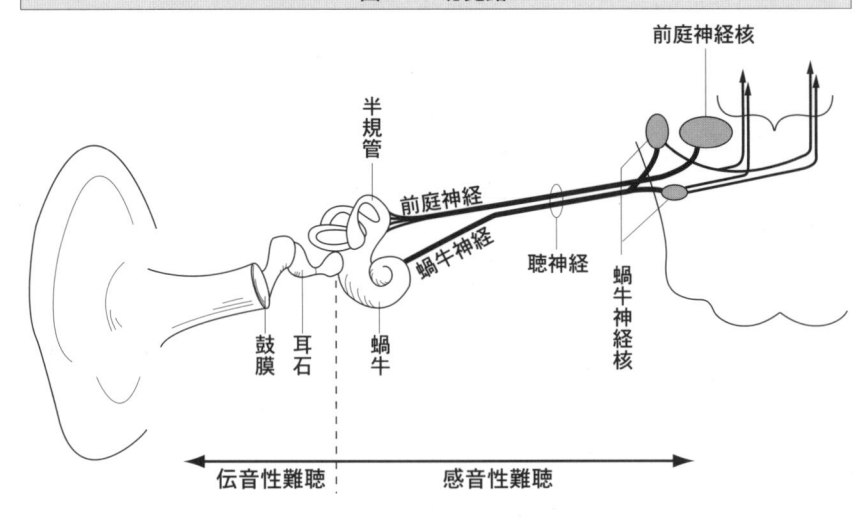

## Q2 難聴はどのように分類されるか？（図6-1）

難聴は**外耳道〜(鼓膜)〜耳小骨の障害で起きる伝音性難聴**と**蝸牛〜蝸牛神経核の神経障害で起きる感音性難聴**に分類される。中枢神経の障害でも難聴は起きるが、きわめてまれである。これは、蝸牛神経核からは聴覚路は両側性に走行するために1側の聴覚路障害では難聴が起きないからである。聴覚野が両側障害されると聾になり、**皮質聾**と呼ばれる。

## Q3 伝音性難聴と感音性難聴はどのように鑑別するか？

音は、空気伝導（気導）と骨伝導（骨導）で伝わる。気導の音は鼓膜、耳小骨を介して蝸牛に伝わるが、骨導の音は直接蝸牛へ伝わる。したがって、**伝音性難聴では気導が選択的に障害され、感音性難聴では気導と骨導の両方**

が障害される。両者はWeber試験、Rinne試験、Audiogramで鑑別できる。

## Q4　Weber試験とはなにか？（図6-2）

Weber試験は、**音叉を前額の正中に当てて音の骨導の左右差を調べる検査**である。伝音性難聴では音の骨導は障害されていないが、外界の音が聞こえない患耳で骨導の音が大きく聞こえる。一方、感音性難聴では患耳では骨導の音は認知されないために、健側耳で大きく聞こえる。

## Q5　Rinne試験とはなにか？（図6-2）

Rinne試験は**音の骨導と気導を較べる検査**である。最初に音叉を乳様突起に当てて骨導を調べ、聞こえなくなったら、次に外耳道に音叉を近づけて気導を調べる。正常では気導が骨導よりも長く、耳に音叉を近づけると聞こえる（Rinne試験陽性）。伝音性難聴では気導が障害されているので、耳に音叉を近づけても聞こえない（陰性）。感音性難聴では気導、骨導両方とも障害さ

図6-2　Weber試験とRinne試験

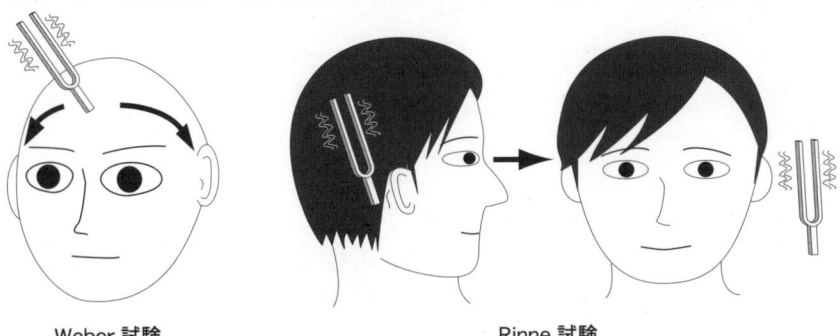

Weber試験　　　　　　　Rinne試験

れているが、両者の関係はほぼ正常に保たれているためにRinne試験は陽性になる。

### Q6 伝音性難聴をきたす疾患にはなにがあるか？

外耳道閉塞、鼓膜損傷、中耳炎、真珠腫などの**中耳の腫瘍**で起きる。小児に多く、片側性で耳閉感や低音の耳鳴を伴うことが多い。

### Q7 感音性難聴はどこの障害で起きるか？

内耳の**蝸牛障害**は、ウイルス感染（麻疹、先天性風疹など）、薬剤（ストレプトマイシンなど）、メニエール病、加齢、腫瘍で起きる。蝸牛以降の障害は、**聴神経腫瘍、髄膜腫、延髄梗塞（Wallenberg症候群）、延髄空洞症、脳炎**などで起きる。原因としては老人性難聴と薬剤性難聴がもっとも多い。感音性難聴は高音の耳鳴を伴うが、メニエール病は例外的に低音の耳鳴を生じる。内耳には聴神経と前庭神経があるので、難聴にめまいを伴っていれば感音性難聴である。

### Q8 前庭系とはなにか？

前庭系は、**視覚および筋、関節からの固有感覚とともに体の平衡をつかさどる**。前庭機能が1側障害されても、他の感覚で平衡機能は代償されるので高度の平衡障害は生じない。

**Q9 前庭神経の走行を述べよ？（図6-1）**

前庭感覚器は内耳にあり、3つの**半規管**と2つの**耳石器**から成る。半規管は頭の回転運動を感知し、耳石器は重力を感知する。この感受器が刺激されると**前庭神経**に活動電位が生じ、**聴神経**を経て延髄の**前庭神経核**と小脳室頂核に伝わる。前庭神経核から**脊髄（前庭脊髄路）、内側縦束（MLF）、側頭葉、小脳（前庭小脳路）**へ神経路が出る。

**Q10 前庭機能障害はどのような症候を呈するか？**

主症候は**平衡障害**とめまいである。前庭機能検査では、視覚による代償を取り除くために必ず閉眼させる。前庭機能障害があれば、閉眼での起立、足踏み、歩行で患側へ偏位が起きる。めまいの原因は**眼振（nystagmus）**である。主訴として急性障害では**回転性めまい（vertigo）**、慢性障害では**浮遊感、動揺感**を訴えることが多い。前庭神経核はMLFを介してPPRF、外転神経核、動眼神経核と連結しており、共同眼球運動に関与している（**20ページ図3-4**）。前庭神経が障害されると、患側方向へ両眼球が偏位するが、ただちに眼球を正中に戻す急速な是正運動が起きる。この反復が眼振である。眼振の方向は急速相と定義されているので、前庭機能低下では健側向きの眼振が起きる。

**Q11 眼振はどのように分類されるか？（図6-3）**

眼振は、急速相と緩徐相を有する**衝動性眼振**とそれがない**振子様眼振**に分類される。振子様眼振は先天性弱視や鉱夫などの視覚障害者でみられ、**固視**

図6-3 眼振の種類

前庭性眼振

中枢性眼振

振子様眼振

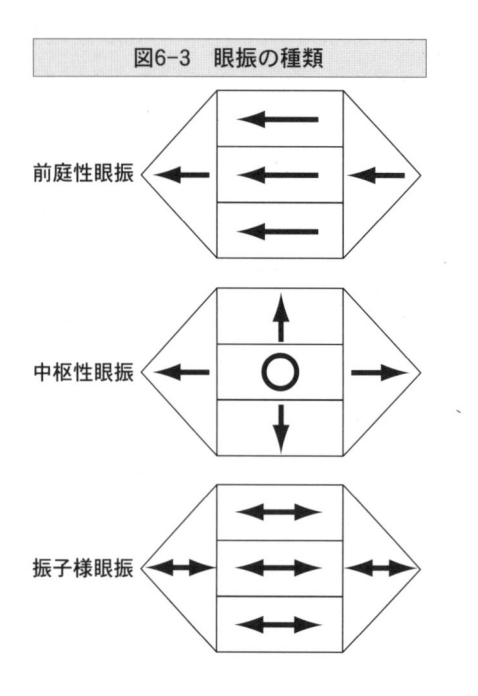

障害が原因である。衝動性眼振は、**前庭（迷路）性眼振**と小脳、脳幹障害で起きる**中枢性眼振**に分類される。前庭性眼振は、水平性（ときに回旋性）であり、注視方向に関係なく急速相が健側向きで、めまい、嘔気、嘔吐を伴うことが特徴である。嘔気、嘔吐は前庭神経核と迷走神経核間に連絡があり、消化管の蠕動が亢進するためである。一方、中枢性眼振は、水平性だけでなく垂直性眼振も生じ、急速相は注視方向で変わり、めまいを伴わない。

### Q12 めまいと鑑別すべき病態はなにか？

　前庭機能障害による**真性めまい**（vertigo）は、めまい感（dizziness）と**鑑別を要する**。dizzinessは起立性低血圧、迷走神経血管反射、不整脈、加齢などによる脳循環不全あるいは心因性で起きる。**めまいの発作中に眼振がなければdizziness**である。非発作時には、**caloric test**が鑑別に有用である。vertigoであれば、内耳障害（良性発作性頭位めまい症、メニエール病など）か延髄の前庭神経核障害（Wallenberg症候群など）を考える。それより中枢では、小脳出血で前庭小脳系が障害されてvertigoを起こすことがある。

## Q13 良性発作性頭位めまい症とメニエール病の鑑別点はなにか？

**持続時間と聴力障害の有無**が鑑別点になる。良性発作性頭位めまい症は頭位変換時に耳石器から後半規管へ耳石の結晶が迷入することが原因なので、頭位変換時に突然めまいが起き、30秒以内に消失し、難聴を伴わないことが特徴である。一方、メニエール病は内リンパ水腫が原因であるので、少なくとも数時間持続し、耳鳴と難聴の蝸牛症状を伴う。

## Q14 caloric test とはなにか？

前庭機能が障害あっても代償機構によりすぐに不顕性になる。潜在性の前庭機能障害の検出にはcaloric testが有用である。仰臥位で頭部を30度前屈（外側半規管を垂直にする）させ、1側の耳に冷水（30℃）か温水（44℃）を注ぐ。冷水は半規管からの出力を抑制するので、機能低下と同じく対側向きの眼振を生じ、温水は刺激して注水側向きの眼振を生じる（COWSと覚える：cold opposite、warm same）。正常では約20秒の潜時をおいて上記の眼振が誘発される。

# 第7章

# 発語障害
## （失語、構音障害）

> **Questionnaire**
> Q 1　発語障害はどのように分類するか？
> Q 2　大脳言語機構とはなにか？
> Q 3　前方言語領域とはなにか？
> Q 4　前方言語領域の障害ではどのような失語が出現するか？
> Q 5　後方言語領域とはなにか？
> Q 6　後方言語領域障害ではどのような失語が出現するか？
> Q 7　前方言語領域と後方言語領域の連絡が遮断されるとどのような失語が起きるか？
> Q 8　超皮質性失語とはなにか？
> Q 9　失名詞失語とはなにか？
> Q 10　構音障害とはなにか？
> Q 11　筋肉、脳神経障害による構音障害の特徴はなにか？
> Q 12　皮質延髄（球）路障害による構音障害の特徴はなにか？
> Q 13　小脳性構音障害の特徴は？
> Q 14　大脳基底核性構音障害の特徴は？

### Q 1　発語障害はどのように分類するか？

　発語障害では、①**大脳言語機構の障害（失語症）**か②**発語に関係する運動機構の障害（構音障害）**かを考える。

### 図7-1 大脳言語機構

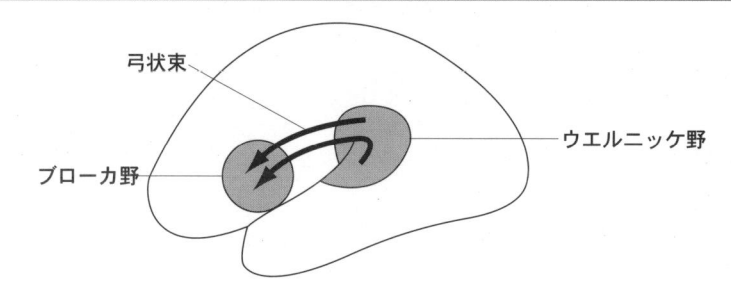

弓状束
ウエルニッケ野
ブローカ野

**Q2 大脳言語機構とはなにか？（図7-1）**

大脳言語機構は「相手の言葉を理解し、自分の考えを言葉にして話す」機構である。これは大脳の特定領域に局在しており、右利きの100％、左利きの60％以上で左大脳にある。大脳言語機構は**前方言語領域**と**後方言語領域**から成る。

**Q3 前方言語領域とはなにか？（図7-1）**

「単語の音韻を組み立て、言葉を話す」機構である。左前頭葉のブローカ（Broca）野と呼ばれる連合野を中心にして**運動野、運動前野**から成る。

**Q4 前方言語領域の障害ではどのような失語が出現するか？**

**ブローカ失語**が起きる。特徴は、**言葉数が少なく、電文調（失文法）**で、言葉を続けて喋れなくなる（**非流暢**）。同じ言葉を繰り返すこともある（**保続**）。

前方言語領域の近傍を錐体路が下降するので、ブローカ失語は右片麻痺を伴うことが多い。

**Q5　後方言語領域とはなにか？（図7-1）**

「言葉を理解する」機構である。左側頭葉のウエルニッケ（Wernicke）野と呼ばれる聴覚連合野を中心にして**聴覚野、下頭頂小葉**から成る。

**Q6　後方言語領域障害ではどのような失語が出現するか？**

**ウエルニッケ失語**が起きる。**言語理解が不良**で、会話は多弁で流暢であるが、発語の意味の統制ができないために**意味不明の言葉**を話し、患者はこのことを自覚していない。重度ウエルニッケ失語を**ジャルゴン（Jargon）失語**という。視放線が後方言語領域の近くを走行するので、ウエルニッケ失語は右同名半盲を伴うことが多い。

**Q7　前方言語領域と後方言語領域の連絡が遮断されるとどのような失語が起きるか？（図7-1）**

両言語領域を結ぶ**弓状束**が障害されると**伝導失語**が起きる。その特徴は、言語理解は良好で自発言語も流暢であるが、単語の音韻を正しく組み立てられないために**復唱が障害**され、**錯語**（例：メガネをメガメ）が多いことである。

## Q8 超皮質性失語とはなにか？

　ブローカ失語、ウエルニッケ失語では復唱も障害されるが、**復唱が良好**な場合は超皮質性運動失語または超皮質性感覚失語として区別する。超皮質性失語では、復唱が良好なために話しかけた言葉をオウム返し（例：今日は天気がいいですね→キョウハテンキガイイデス）する**反響言語**を認めることが多い。ブローカ野またはウエルニッケ野が周囲から隔離された病態と考えられている。

## Q9 失名詞失語とはなにか？

　自発言語、言語理解、復唱のすべてが良好であるが、物の名前が出ず、**語性錯語**（例：クシをハサミ）が多い場合が失名詞失語である。病変部位は特定ではない。

## Q10 構音障害とはなにか？（図7-2）

　発語には、**構音器官の筋群**（舌筋、口輪筋、軟口蓋、咽喉頭筋）、それを支配する**脳神経**（顔面、三叉、迷走、舌下神経）、さらにそれを統御する**運動野**とそこから出る**皮質球路**が関係する。さらに、**大脳基底核**と**小脳**も運動野を介して発語に関与する。これらのどこかが障害されると**言葉が不明瞭**になる**構音障害**が起きる。

図7-2 発語に関係する神経系

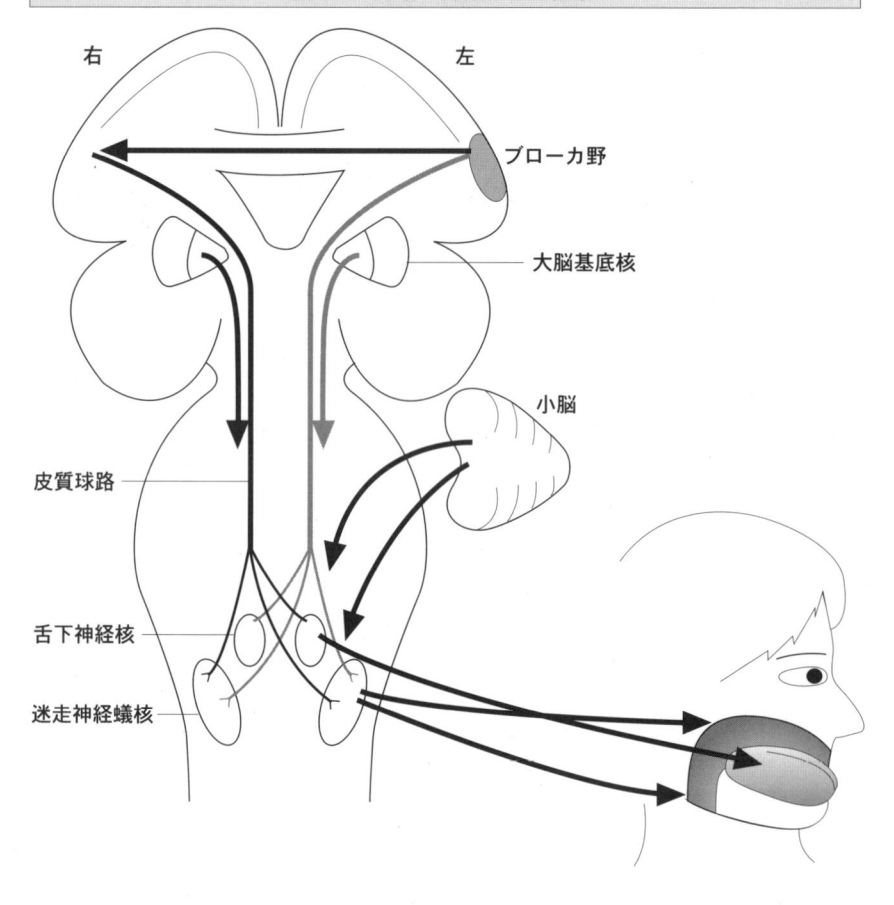

右　　　　　　左

ブローカ野

大脳基底核

小脳

皮質球路

舌下神経核

迷走神経蟻核

**Q 11　筋肉、脳神経障害による構音障害の特徴はなにか？**

　脳神経では、**顔面神経が口唇運動（パ行）、迷走神経が軟口蓋・咽喉頭運動（ガ行）、舌下神経が舌運動（ラ行）**を担っており、これらの脳神経あるいはその支配筋の麻痺ではそれぞれ特有の構音障害が生じる。両側性にこれらのすべてが障害されると、**球麻痺**と呼ばれる高度の発語・嚥下障害が生じる。球

麻痺では、構音筋が弛緩性麻痺するために、発語は**弱々しい鼻声、嗄声**になる。

### Q12 皮質延髄（球）路障害による構音障害の特徴はなにか？（図7-2）

1側の大脳運動野は皮質球路を介して両側の脳幹の運動神経核を支配する。皮質球路が両側障害されると、**偽性球麻痺**と呼ばれる**発語、嚥下障害**が生じる。偽性球麻痺では筋が痙性麻痺しており、**不明瞭でうなるような声**になる。また、大脳による抑制が消失するために、脳幹反射（口輪筋反射、下顎反射など）が亢進し、**強制失泣、強制失笑**を呈する。

### Q13 小脳性構音障害の特徴は？

小脳あるいはその求心路、遠心路が障害されると構音筋群間の協調運動が障害される。音調が激しく動揺し（**爆発性**）、たどたどしい**酩酊様の構音障害**が特徴である（**99ページ第15章**）。

### Q14 大脳基底核性構音障害の特徴は？

パーキンソン病では構音筋のトーヌスが亢進して動きが緩慢になるために、小声で抑揚のない単調な言語になる（**91ページ第14章**）。

# 第8章

# 意識障害

**Questionnaire**
- Q 1　意識に関係する部位はどこか？
- Q 2　意識はどう判定するか？
- Q 3　意識障害の原因にはなにがあるか？
- Q 4　器質的障害ではどこの障害を考えるか？
- Q 5　器質的意識障害を示唆する神経症候にはなにがあるか？
- Q 6　除皮質硬直とはなにか？
- Q 7　除脳硬直とはなにか？
- Q 8　除皮質硬直から除脳硬直への変化は何を意味するか？
- Q 9　機能性意識障害にはなにがあるか？
- Q 10　アステリキシス（asterixis）とはなにか？
- Q 11　意識障害と鑑別すべき病態にはなにがあるか？
- Q 12　閉じ込め症候群とはなにか？
- Q 13　無動無言症とはなにか？
- Q 14　失神はどのような症候を起こすか？

## Q 1　意識に関係する部位はどこか？（図8-1）

　覚醒の維持には橋上位から中脳の被蓋に存在する**上行性賦活系脳幹網様体**が関係している。脳幹網様体は大きさや形が異なる種々の神経細胞から成る疎な組織で、体性感覚、内臓知覚、聴覚、視覚の側副路が投射し、さらに視床下部、視床非特殊核と密な神経回路を形成している。視床の非特殊核は大脳全体に投射している。したがって、あらゆる**感覚刺激は上行性脳幹網様体を介して大脳全体を興奮させ、意識を覚醒**に導く。

図8-1 意識障害の機序

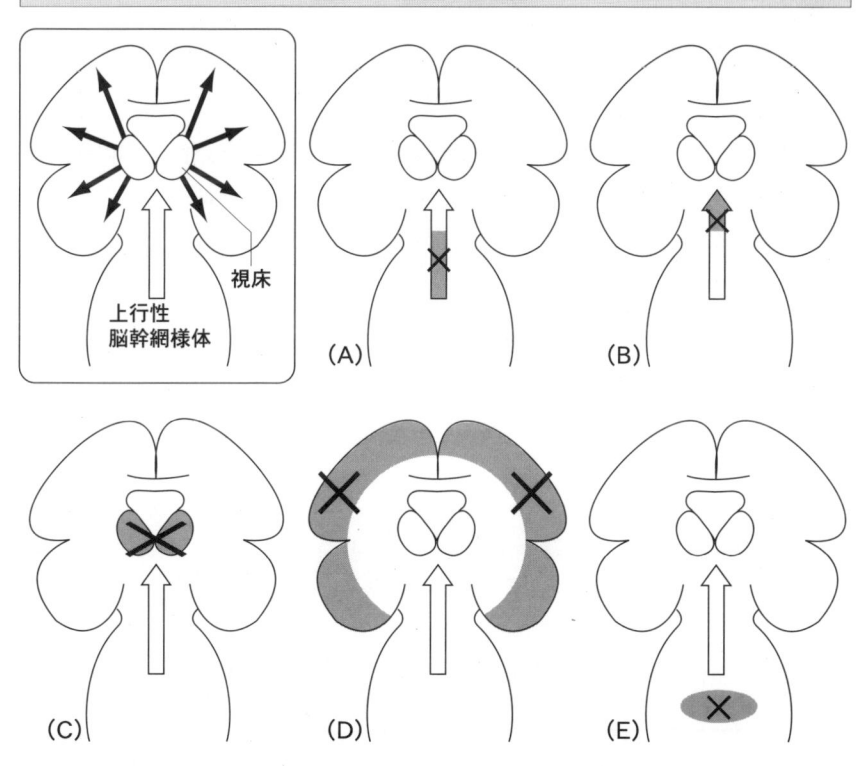

(A) (B) (C) (D) (E)

## Q2 意識はどう判定するか？

　清明、傾眠、混迷、半昏睡、昏睡で判定してもよいが、**Japan Coma Scale**などを用いて**客観的に評価**すべきである。意識障害に幻覚、妄想が加わった不穏・興奮状態をせん妄（delirium）と言う。短時間の一過性の意識障害が**失神（syncope）**である。

第8章 意識障害

**Q3　意識障害の原因にはなにがあるか？**

　意識障害では、**頭蓋内原因（脳の器質的障害）**か**頭蓋外原因（脳の機能的障害）**なのかを考える。これは予後に関連しており、器質的障害は予後不良なことが多く、機能障害であれば完全回復が期待できる。しかし、反射が完全に消失した深昏睡では両者の鑑別はできない。


**Q4　器質的障害ではどこの障害を考えるか？**

　深い意識障害では、上行性脳幹網様体が存在する**上位脳幹（中脳〜橋上位、図8-1A）**から**間脳（視床、視床下部）**の障害を第1に考える。（図8-1B、C）。大脳の障害では、**両側性の広汎な障害**か（図8-1D）または脳ヘルニアを起こして**間脳・上位脳幹を障害**しない限り、深い意識障害は起きない。


**Q5　器質的意識障害を示唆する神経症候にはなにがあるか？**

　共同偏視、瞳孔不同、対光反射消失、人形の眼現象陰性、片麻痺、うっ血乳頭、項部硬直、除脳硬直、除皮質硬直は器質的障害を強く示唆する。うっ血乳頭と瞳孔不同（1側の散瞳）では側頭葉鉤ヘルニアの可能性を考える（図8-2）。鉤ヘルニアは同側の中脳の大脳脚を圧迫して同側に散瞳、対側の片麻痺を生じる。まれに中脳を対側に押し付けて（Kernohan's notch）、同側に片麻痺を生じることがある。

図8-2 脳ヘルニア

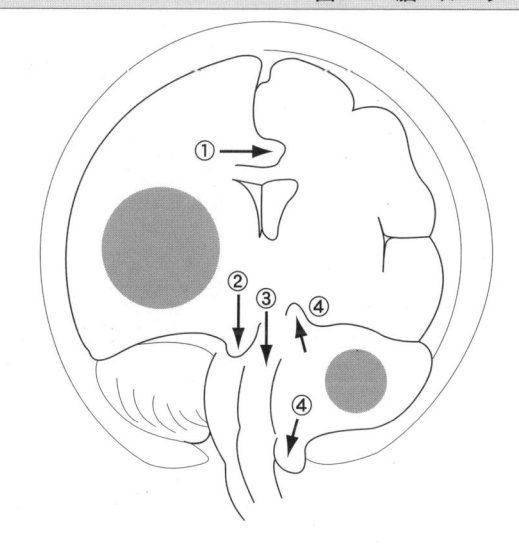

① 帯状回ヘルニア
② 鈎ヘルニア
③ 中心性ヘルニア
④ 上行性経天幕ヘルニア
④ 扁桃ヘルニア

## Q6 除皮質硬直とはなにか？（図8-3）

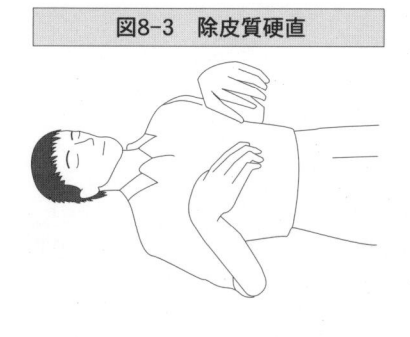

図8-3 除皮質硬直

　意識障害では必ず患者に疼痛刺激を与えてレベルを判定する。その際、特有の姿勢発作が誘発されることがある。**上肢が屈曲し、下肢が伸展する姿勢発作**は除皮質硬直（decorticate rigidity）と呼ばれ、**間脳レベルの障害**を意味する（図**8-1B、C**）。四肢筋のトーヌスは、上肢では屈筋支配の赤核脊髄路が優位で、下肢では伸筋支配の前庭脊髄路が優位であるが、正常では大脳がこれを抑制している。間脳レベルの障害で大脳の抑制が消失すると、上肢は屈曲位、下肢は伸展位の除皮質硬直肢位が起きるようになる。

第8章　意識障害　47

## Q7 除脳硬直とはなにか？（図8-4）

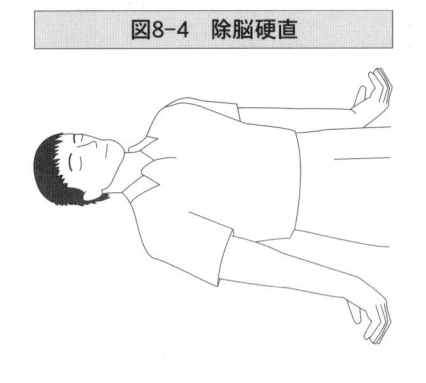

図8-4 除脳硬直

疼痛刺激で、四肢が伸展するのが除脳硬直（decerebrate rigidity）であり、**中脳赤核〜橋**に病変があることを意味する（図8-1A）。赤核脊髄路の影響も消失して、伸筋支配の前庭脊髄路が四肢で優位になるためである。

## Q8 除皮質硬直から除脳硬直への変化は何を意味するか？

病変が間脳から上位脳幹まで及んだことを意味し、**病勢が進行している**と判断する。病変が延髄にまで及ぶと、前庭脊髄路支配もなくなるために四肢筋トーヌスは完全に弛緩性になり、疼痛刺激でなんらの姿勢発作も誘発されなくなる。

## Q9 機能性意識障害にはなにがあるか？

電解質異常、甲状腺・副甲状腺・副腎などの**内分泌障害**、ビタミン欠乏、糖尿病・肝硬変などの**代謝異常**、薬物・農薬などの**中毒**、**低酸素**、**低血圧**、**低体温**などがある。電解質では**カリウム異常は例外的に意識障害を生じない**。脳ではグリア細胞が脳内K濃度を調節するために、血清カリウム異常は神経

細胞に影響を及ぼさないからである。機能的意識障害を示唆する症候には、動揺性の意識障害、せん妄、姿勢および動作性の振戦とミオクローヌスがある。

### Q10 アステリキシス（asterixis）とはなにか？

　肝性脳症、尿毒症などの代謝性脳症では、**浅い意識障害時に上肢を伸展させると律動性の不随意運動**が起きることがある。これは振戦ではなく、瞬時的な筋弛緩で起きるnegative myoclonusであり、現在はアステリキシスと呼ばれる。

### Q11 意識障害と鑑別すべき病態にはなにがあるか？

　意識清明の**閉じ込め症候群**（locked-in syndrome）と植物人間状態の**無動無言症**（akinetic mutism）が鑑別になる。

### Q12 閉じ込め症候群とはなにか？（図8-1E）

　意識清明であるが、橋底部の両側障害で四肢麻痺、仮性球麻痺、両側の顔面神経、外転神経麻痺が起きて意思の伝達が不可能になった状態である。動眼神経は正常なので、意思伝達は眼球の上下運動と眼瞼挙上でのみ可能である。脳底動脈血栓症で起きることが多い。

### Q13 無動無言症とはなにか？（図8-1D）

両側大脳の広汎な障害で高度の痴呆に陥った状態である。意識障害とは、睡眠覚醒パターンがある、開眼して注視する、嚥下がある点で鑑別できる。頭部外傷で1年間、無酸素脳症で3ヵ月間この状態が持続すれば不可逆と判定してよい。

### Q14 失神はどのような症候を起こすか？

失神では脳底動脈支配領域の神経症候が主症候になる。脳の上位部から虚血が起きるので、**眼前暗黒感（後頭葉）→意識障害（上位脳幹網様体）→失立（延髄の前庭脊髄路）**の順で神経症候が出現する。失神では、反射性に交感神経が刺激されて皮膚血管の収縮と発汗を生じるので、患者は冷汗を同時に感じる。

# 第9章

# 高次脳機能障害
## （痴呆、失行、失認）

<u>Questionnaire</u>
- Q 1　高次脳機能とはなにか？
- Q 2　読み書きができなくなれば痴呆か？
- Q 3　大脳の灰白質障害と白質障害は鑑別できるか？
- Q 4　左大脳半球障害で出現する高次脳機能障害はなにか？
- Q 5　右大脳半球障害で出現する高次脳機能障害はなにか？
- Q 6　記憶障害は大脳のどの部位の障害で起きるか？
- Q 7　痴呆はどのように分類されるか？
- Q 8　前部型痴呆の特徴はなにか？
- Q 9　後部型痴呆の特徴はなにか？
- Q 10　皮質性痴呆の特徴はなにか？
- Q 11　皮質下性痴呆の特徴はなにか？
- Q 12　アルツハイマー病と多発脳梗塞性痴呆は鑑別できるか？
- Q 13　アルツハイマー病とルイ小体型痴呆は鑑別できるか？
- Q 14　アルツハイマー病とクロイツフェルト・ヤコブ病は鑑別できるか？
- Q 15　正常圧水頭症とはなにか？
- Q 16　失見当識とはなにか？　その意義はなにか？

## Q 1　高次脳機能とはなにか？

　大脳特有の機能として、情動、意欲、創造力などの精神機能と言語、読み書き、計算などの知的認知機能があり、高次脳機能と呼ばれる。正常に発達

した高次脳機能が大脳の器質的障害で全般的に退行し、社会生活ができなくなった状態が**痴呆**である。知能の発達障害は痴呆ではなく**精神発達遅延**と言う。

### Q2 読み書きができなくなれば痴呆か？

知的認知能力の中のある能力だけを失った病態は痴呆ではない。たとえば、言語理解だけが障害されれば**失語**、読み書きだけが障害されれば**失読・失書**、図形の模写ができなければ**構成失行**など失語、失認、失行などの認知障害として**痴呆とは区別**する。認知障害は痴呆でも認めるが、大脳皮質の局所的な障害で単独に出現することがある。

### Q3 大脳の灰白質障害と白質障害は鑑別できるか？

神経細胞が存在する灰白質としては、大脳には皮質と基底核がある。白質は皮質下にあり、神経線維から成る神経路が走行する。したがって、症候は異なる。**大脳皮質の障害では高次脳機能障害（痴呆、失語、失認、失行）**が起き、その刺激では種々のてんかん発作が起きる。**大脳基底核の障害ではパーキンソニスムや舞踏病、ジストニアなどの不随意運動**が起きる。一方、**大脳白質の障害では神経路が障害されるので、片麻痺、半側感覚低下、同名半盲などの半身性、片側性の神経症候**が起きる。

**Q4 左大脳半球障害で出現する高次脳機能障害はなにか？**

　左右の大脳半球は機能が異なり、**右利きでは左脳が言語性記憶、右脳が非言語性の視覚記憶**をつかさどる。したがって、左大脳半球の障害では**失語、失読、失書、失算**が起きる。さらに、**観念運動失行**（敬礼やタバコを吸う真似などの簡単な動作ができない）、**観念失行**（手順が判らない。たとえばマッチとタバコを手渡して吸うように指示しても手順が判らず、できない）が起き、左頭頂葉角回の障害では**手指失認**（指が判別できない）、**左右失認**（左右が判らない）を中核症候とする **Gerstmann 症候群**が起きる。


**Q5 右大脳半球障害で出現する高次脳機能障害はなにか？**

　右大脳半球障害では**非言語性の視覚認知障害**が起きる。**構成失行**（図形を見せても、模写ができない）、**着衣失行**（シャツを持っても、どこに腕を通すのか判らない）、**視空間失認**（線を2等分できない）、**相貌失認**（顔で誰か識別できない）、**半側空間無視**（食事で左側に置いてある食べ物には手をつけないなど）、**地誌的失認**（道順が判らない）などがある。


**Q6 記憶障害は大脳のどの部位の障害で起きるか？（図9-1）**

　痴呆の中核症候は記憶障害である。記憶は**記銘・保持・再生**の過程から成り、長さにより**短期記憶**と**長期記憶**に分類される。**記銘および短期記憶に関係するのは海馬を中心とする Papez の回路**である。Papez の回路は**海馬→脳弓→乳頭体→帯状回→海馬傍回→海馬**から成り、この回路が障害されると数

分前の出来事も思い出せなくなる。Papezの回路の海馬傍回からは前頭葉・頭頂葉・側頭葉の大脳皮質連合野に密な線維連絡がある。**記憶の保持（長期記憶）**にはこの**大脳皮質連合野**が関係しており、障害されると昔の出来事の記憶や一般常識が失われる。

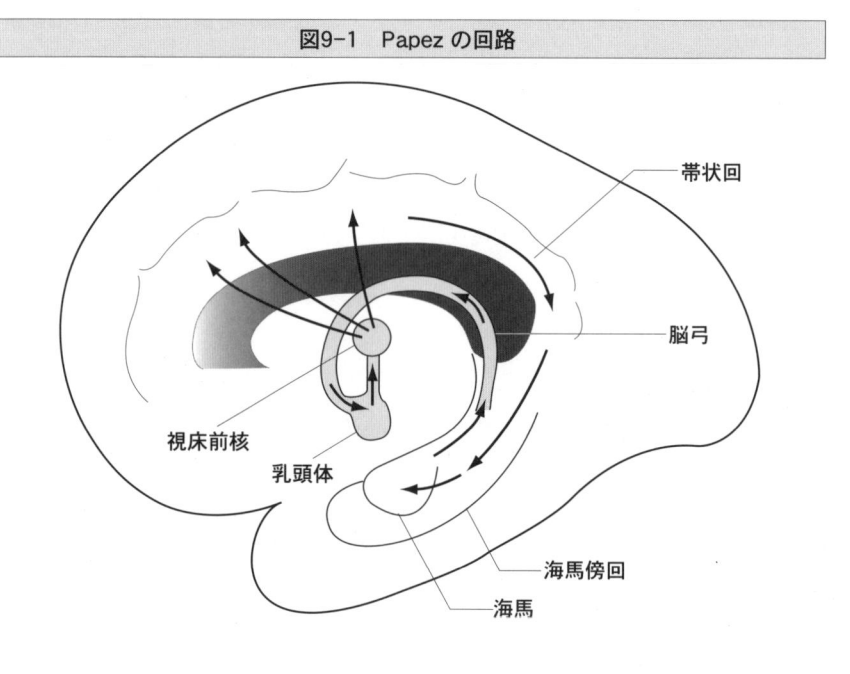

図9-1　Papezの回路

帯状回
脳弓
視床前核
乳頭体
海馬傍回
海馬

**Q7　痴呆はどのように分類されるか？（図9-2）**

痴呆はPapezの回路の局所的障害でも生じるが、大脳の両側性の広汎な障害で起きることが多い。後者の場合、病変の主座で**前部型痴呆（前頭葉に主病変）**と**後部型痴呆（頭頂葉、側頭葉に主病変）**および**皮質性痴呆（大脳皮質に主病変）**と**皮質下性痴呆（大脳基底核に主病変）**に分類できる。

**図9-2 痴呆の分類**

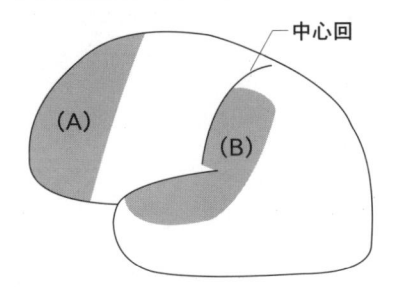

(A) 前部型痴呆
(B) 後部型痴呆

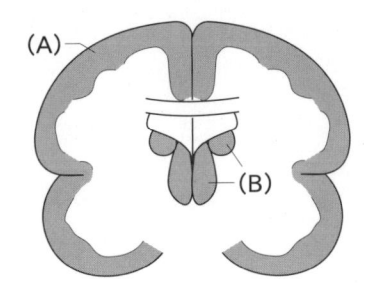

(A) 皮質性痴呆
(B) 皮質下性痴呆

### Q8 前部型痴呆の特徴はなにか？

前部型痴呆は**前頭葉症候で発症**する。前頭葉には人格、意欲、創造力（前頭前野）、運動（中心前回、捕足運動野）、排尿・排便抑制（傍中心小葉）、言語の機能がある。前部型痴呆は**判断力低下、無抑制、非社会的行動、無関心、易興奮性**などの精神症候で発症する。さらに、下位運動ニューロンに対する前頭葉の抑制が失われて**paratonia**（肘関節の他動的屈伸運動を反復すると、筋トーヌスが次第に亢進して動かせなくなる。Gegenhaltenとも言う）、**強制把握現象**（手掌を指でこすると握る）、**運動保続**（同じ動作あるいは同じ姿勢を続ける）、**尿失禁**および**脳幹反射**（口尖らせ反射、掌頤反射）がみられる。**ピック（Pick）病**がその代表である。

### Q9 後部型痴呆の特徴はなにか？

側頭葉、頭頂葉障害で発症する痴呆が後部型痴呆である。**Papezの回路**が

障害されて**記銘力と短期記憶の障害**が初発症状になる。前頭葉症候の人格変化および運動障害は早期には出現しない。アルツハイマー（Alzheimer）病が代表である。

### Q10 皮質性痴呆の特徴はなにか？

皮質性痴呆は痴呆とともに失語、失認、失行などの**認知障害が早期から出現**することが特徴である（Q3）。前部型皮質性痴呆には**前頭側頭型痴呆（ピック病）**、後部型皮質性痴呆には**アルツハイマー病、ルイ（Lewy）小体型痴呆**がある。全脳性皮質性痴呆には**クロイツフェルト・ヤコブ（Creutzfeldt-Jakob）病**がある。

### Q11 皮質下性痴呆の特徴はなにか？

失語、失認、失行などの**認知障害を伴わない**痴呆が皮質下性痴呆であり、**大脳基底核障害**で起きる。痴呆の特徴は記憶の再生障害であり、思い出すまでに時間を要する（**失念**と言う）。たとえば、時間を制限して野菜の名前を言わせると少数しか言えないが、時間を制限しなければ多数言える。基底核疾患のパーキンソン病、ハンチントン舞踏病、進行性核上性麻痺、正常圧水頭症は皮質下性痴呆を呈する。

### Q12 アルツハイマー病と多発脳梗塞性痴呆は鑑別できるか？

多発脳梗塞性痴呆の原因はラクナ梗塞による前頭葉白質および大脳基底核

の障害である。したがって、パーキンソン症候、片麻痺、偽性球麻痺、尿失禁などの**運動障害が痴呆に先行して出現する**（Q3）。読み書きは保たれるなどのまだら痴呆を呈し、物忘れが多いとの病識がある。一方、アルツハイマー病は後部型痴呆であり、**運動機能障害は早期にはない**。記銘力障害に加えて**失語**、**失行**などの皮質症候を早期から認め、**病識もない**。

### Q13 アルツハイマー病とルイ小体型痴呆は鑑別できるか？

ルイ小体型痴呆は大脳の小型神経細胞にルイ小体が蓄積して起きる老年期痴呆症である。アルツハイマー病と症状が極似するが、**早期からパーキンソン症候と生々しい幻視があればルイ小体型痴呆**を考える。

### Q14 アルツハイマー病とクロイツフェルト・ヤコブ病は鑑別できるか？

クロイツフェルト・ヤコブ（Creutzfeldt-Jakob）病（CJD）は感染性を有する異常なプリオン蛋白が脳に蓄積して起きる痴呆症である。ともに初老期に好発し、皮質性痴呆を呈するが、臨床経過が異なる。**CJDは半年で無動性無言症になり、2年以内に死亡する亜急性経過**を示す。ミオクローヌスと脳波で周期性同期性放電を呈することが特徴である。一方、**アルツハイマー病は慢性進行性経過を示し、発症後約10年で寝たきりの状態になって死亡**することが多い。

## Q15 正常圧水頭症とはなにか？（図9-3）

**図9-3 正常圧水頭症**

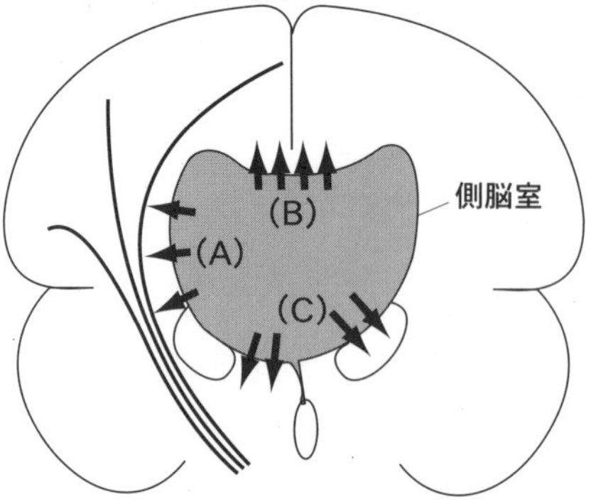

(A) 下肢への錐体路圧迫（歩行障害）
(B) 排尿中枢圧迫（尿失禁）
(C) 基底核圧迫（痴呆、パーキンソニズム）

くも膜下出血、髄膜脳炎後に発症する痴呆である。くも膜下腔が癒着で閉塞し、髄液の吸収が障害されて水頭症が起きることが原因である。脳脊髄圧が正常なのは、髄液の産生と吸収が次第に等しくなるためである。側脳室の拡大と側脳室近傍白質に髄液の浸透による間質性浮腫が起きる。側脳室近傍の排尿中枢、基底核および下肢への錐体路が障害されるために**尿失禁、皮質下性痴呆、歩行障害**の3主徴が出現する。高齢者に多く、多発脳梗塞性痴呆と鑑別を要する。RIを用いる脳槽撮影でRIの側脳室への逆流が認められる。

## Q16 失見当識とはなにか？ その意義はなにか？

痴呆では、計算、時間・場所・人物に対する見当識が必ず障害される。**最初に時間に対する見当識が障害され、次いで場所、最後に人物に対する失見当識が起きる。**必ずこの順序で失見当識が進行するので、痴呆の程度の評価に有用である。

第10章

# 頭　　痛

**Questionnaire**
- Q 1　頭部で痛みはどこで感じるか？
- Q 2　頭痛はどのよう分類されるか？
- Q 3　頭蓋内圧亢進を起こす病態にはなにがあるか？
- Q 4　脳浮腫とはなにか？
- Q 5　髄液の生成、循環について述べよ
- Q 6　頭蓋内圧亢進症候とはなにか？
- Q 7　頭蓋内圧亢進による頭痛の特徴はなにか？
- Q 8　頭蓋内圧亢進による意識障害の機序はなにか？
- Q 9　脳蓋内圧亢進による嘔吐の特徴はなにか？
- Q 10　髄膜刺激症候とはなにか？
- Q 11　髄膜炎と脳炎の鑑別点はなにか？
- Q 12　髄膜炎にはなにがあるか？
- Q 13　血管性頭痛とはなにか？
- Q 14　片頭痛とはなにか？
- Q 15　群発頭痛とはなにか？
- Q 16　緊張型頭痛の特徴はなにか？

## Q 1　頭部で痛みはどこで感じるか？

　頭蓋内では**脳静脈洞、皮質静脈、脳底部の主幹動脈、髄膜（とくに硬膜）に痛覚受容体が豊富に**存在する。脳実質には痛覚受容体はなく、脳は痛みを感じない。頭蓋外では、**頭皮の血管と筋肉、眼窩内容物、鼻腔および副鼻腔の粘膜、外耳、中耳、歯、歯肉に痛覚受容体が豊富**である。**痛覚受容体**から

感覚神経（三叉神経、舌咽神経、大後頭神経）→視床→感覚野、辺縁系の経路で不快な痛みが認識される。

### Q2　頭痛はどのよう分類されるか？

頭痛は**機能性頭痛**と**症候性頭痛**に大別できる。機能性頭痛とは器質的な異常を認めない頭痛で、**血管性頭痛（片頭痛、群発頭痛）**と**緊張型頭痛**がある。症候性頭痛とは器質的障害による頭痛で、**頭蓋内圧亢進（脳腫瘍など）**と**髄膜刺激（髄膜脳炎、くも膜下出血など）**による**頭痛**が重要である。

### Q3　頭蓋内圧亢進を起こす病態にはなにがあるか？

頭蓋内の3大構成成分の**脳、血液、脳脊髄液（髄液）**が頭蓋内圧の3大規定因子である。脳の腫大は頭蓋内圧を上昇し、萎縮は低下させる。頭蓋内血液増加は脳浮腫と脳静脈圧上昇を生じて頭蓋内圧を上昇させ、脱水は逆に低下させる。髄液増加は頭蓋内圧を上昇し、漏出は低下させる。頭蓋内圧が亢進すると頭蓋内の痛覚受容体に富む血管、感覚神経、髄膜が伸展、牽引されて頭痛が生じる。

### Q4　脳浮腫とはなにか？

脳浮腫には、①**血液脳関門が破綻して血漿成分が脳の間質に貯留する細胞外浮腫（vasogenic edema）**、②**神経細胞の細胞膜イオンポンプが障害されて細胞内に水分が貯留する細胞内浮腫（cytotoxic edema）**、③髄液が脳の間質

に貯留する**間質性浮腫**がある。cytotoxic edemaは不可逆性で細胞死に至るが、vasogenic edemaは可逆性である。脳血管障害、脳腫瘍、脳外傷はvasogenic edemaを必ず生じるが、これに対しては**高浸透圧溶液**（マニトール、グリセロール）が有効である。副腎皮質ホルモンは脳腫瘍の浮腫には有効であるが、脳血管障害や脳外傷の浮腫には無効である。

## Q5 髄液の生成、循環について述べよ（図10-1）

図10-1 脳脊髄液の産生と吸収

（上矢状洞、くも膜下腔、側脳室、第3脳室、中脳水道、第4脳室、小脳テント）

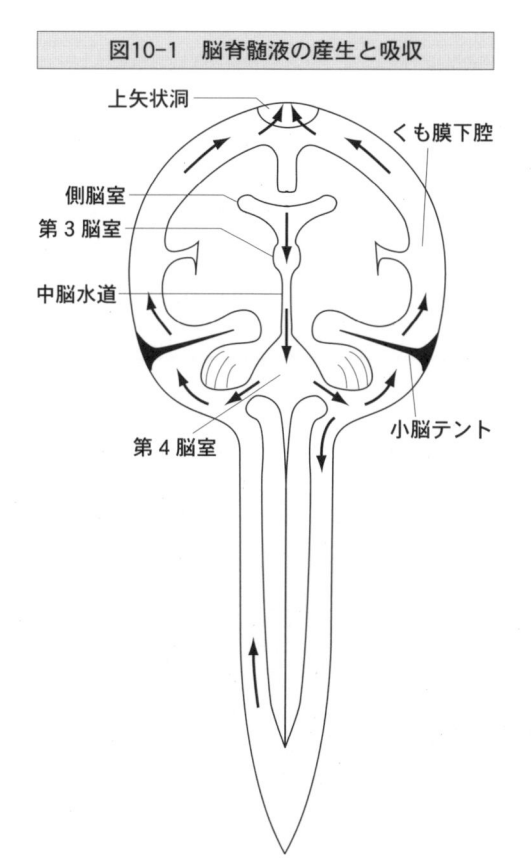

髄液の量は約150 mlであるが、側脳室の脈絡叢で1日500 ml生成される。髄液は**側脳室→第3脳室→中脳水道→第4脳室→くも膜下腔**と循環し、くも膜絨毛を介して**上矢状静脈洞に吸収**される。この経路のどこかが閉塞されると、髄液が脳室内に貯留して脳室の拡大すなわち**水頭症**を生じる。水頭症では、髄液が脳室近傍白質へ浸透して**間質性浮腫（interstitial edema）**を生じる。

### Q6　頭蓋内圧亢進症候とはなにか？

　頭痛、意識障害、うっ血乳頭が3主徴で、末期には嘔吐も起きる。まれに外転神経麻痺も生じる（**19ページ第3章Q7**）。側臥位の腰椎穿刺法で髄液圧が200 mm水柱以上は頭蓋内圧亢進と判定する。頭蓋内圧亢進下で髄液を採取すると脳ヘルニアを起こすことがあるので（**47ページ図8-2**）、頭蓋内圧亢進症候があれば腰椎穿刺は禁忌である。

### Q7　頭蓋内圧亢進による頭痛の特徴はなにか？

　特徴は、**頭部全体が痛く、咳・くしゃみ・りきみ・前かがみなどの腹圧上昇をきたす動作と早朝に増悪**することである。腹圧上昇は脳静脈圧上昇→頭蓋内圧の急上昇を招いて頭痛を増悪させる。脳静脈圧上昇がすみやかに頭蓋内圧を亢進させることは、腰椎穿刺時に患者の頸静脈を圧迫して脳静脈圧を上昇させると髄液圧がすみやかに上昇することで判る（Queckenstedt検査）。Queckenstedt検査は脊椎腔の閉塞を調べる時だけに行い、頭蓋内圧亢進や脳動脈瘤破裂では禁忌である。早朝に頭痛が増悪する機序は、**睡眠→浅い呼吸→高$CO_2$血症→脳動脈拡張→脳血流増加→脳浮腫増悪→頭蓋内圧亢進**である。逆に、**過呼吸や純酸素投与は低$CO_2$血症→脳動脈収縮→脳血流量低下→脳浮腫軽減**をもたらす。

### Q8　頭蓋内圧亢進による意識障害の機序はなにか？

　脳血流＝(血圧－頭蓋内圧)÷脳血管抵抗の関係がある。したがって、頭蓋

内圧亢進は脳血流を減少させて意識障害を生じる。頭蓋内圧がさらに上昇して脳血流がゼロになると、脳死に至る。頭蓋内圧亢進では脳ヘルニアによる意識障害も考慮する。

**Q 9　脳蓋内圧亢進による嘔吐の特徴はなにか？**

末期に起こり、嘔気を伴わずに突然嘔吐することが特徴である（projectile vomiting）。これは、**頭蓋内圧の一過性の急激な上昇による延髄の嘔吐中枢の刺激**と考えられている。

**Q 10　髄膜刺激症候とはなにか？（図10-2）**

髄膜脳炎、くも膜下出血では痛覚受容体に富む髄膜が刺激されて**嘔吐を伴う激しい頭痛、項部硬直、ケルニッヒ（Kernig）徴候**が出現する。
項部硬直（患者を臥仰位にして頸部を前屈すると抵抗がある）とケルニッ

図10-2　髄膜刺激症候

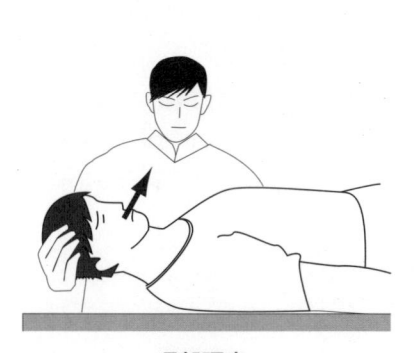

項部硬直　　　　　　　　　Kernig 徴候

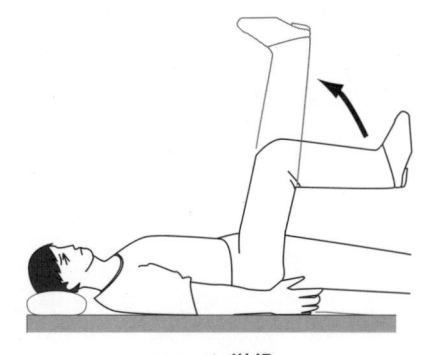

ヒ徴候（膝関節を90度の屈曲位から伸展させると抵抗がある）は、くも膜下腔での神経根刺激による。嘔吐は、強い痛覚刺激が脳幹で三叉神経を介して迷走神経を刺激して食道・胃の運動を亢進させるためである。

### Q11　髄膜炎と脳炎の鑑別点はなにか？

髄膜は硬膜、くも膜、軟膜から成る。くも膜、軟膜の炎症が髄膜炎であるが、軟膜は脳に接しているので**髄膜炎は必ず脳炎を伴う**。臨床的には、**幻覚、片麻痺、けいれん、同名半盲、パーキンソン症候、深昏睡などの脳実質症候があれば脳炎**と診断し、髄膜刺激症候が中核で**脳実質症候がなければ髄膜炎**と診断する。

### Q12　髄膜炎にはなにがあるか？

発熱と髄膜刺激症候があれば髄膜炎を考える。**ウイルス、細菌、結核、真菌**が原因として多い。ウイルス性は急性髄膜炎で、単核球増加、蛋白増加、糖正常の髄液異常を呈する。細菌性も急性で、髄液は黄色（キサントクロミー）で多核白血球増加、蛋白増加、糖低下を認める。真菌性と結核性髄膜炎は亜急性髄膜炎で、髄液所見は単核球増加、蛋白増加、糖低下と同一であるが、結核菌は真菌より免疫原性が強く、細胞増多と蛋白増加がより高度である。細菌性、結核性、真菌性髄膜炎の髄液糖低下の原因は病原体による解糖作用である。髄液糖は血糖の影響を受けるので、髄液採取時に必ず血糖値を測定する。

## Q13 血管性頭痛とはなにか？

　血管性頭痛には**片頭痛**と**群発頭痛**がある。**頭部動脈の一過性の急激な拡張**で**血管周囲の痛覚受容体**が**刺激**されて頭痛が起きる。発症機序は不明であるが、血管性頭痛の治療としてセロトニン作動薬のトリプタン製剤が有効であることから、セロトニン系の機能低下が血管拡張に関係していることは確実である。

## Q14 片頭痛とはなにか？

　10〜20歳代の若年女性に好発し、50歳以後に発症することはない。**1側の前側頭部に拍動性頭痛が月に1，2回起きる**ことが多く、持続時間は4時間〜3日間である。**嘔吐を伴い、歩行などの体動で頭痛が増悪**するため寝込むことも特徴である。約30％に**閃輝性暗点**などの前兆がある。前兆は後頭葉の機能抑制で起き、これが三叉神経に伝わって動脈拡張と視床、大脳皮質、辺縁系を刺激して片頭痛が起き、同時に脳幹の迷走神経核を刺激して嘔気、嘔吐が起きるとの仮説がある。

## Q15 群発頭痛とはなにか？

　群発頭痛は中年男性に多く、**飲酒後の夜間就寝中に眼窩部中心に激しい痛みが何日も繰り返して起きる**ことが特徴である。発作時に**自律神経症状（ホルネル徴候、流涙、鼻閉など）**を伴う。内頚動脈の海綿静脈洞部の拡張が眼窩部痛と動脈周囲の自律神経を障害するとの説がある。片頭痛と異なり、発

作時に嘔吐はなく、動き回ることが特徴である。

## Q 16　緊張型頭痛の特徴はなにか？

　原因は**頭蓋および項部の筋肉の収縮**である。したがって、頭痛は両側性で慢性持続性であるが、月に頻回（＞15回）に発作的に起きることもある。片頭痛との鑑別点は、**嘔吐や前兆**がなく、**体動で頭痛が増悪しない**ために寝込むことはないことである。

# 第11章

# 運動障害

> **Questionnaire**
> Q 1 運動障害の機序にはなにがあるか？
> Q 2 筋力低下では次になにを考えるか？
> Q 3 上位運動ニューロンとはなにか？
> Q 4 皮質球路障害はどのような症候を呈するか？
> Q 5 錐体路（皮質脊髄路）障害はどのような症候を呈するか？
> Q 6 錐体路障害の病変部位の診断はどのように行うか？
> Q 7 大脳での錐体路障害の特徴はなにか？
> Q 8 脳幹での錐体路障害の特徴はなにか？
> Q 9 頚髄での錐体路障害の特徴はなにか？
> Q 10 胸髄～腰髄障害はどのような麻痺を生じるか？
> Q 11 下位運動ニューロンとはなにか？
> Q 12 下位運動ニューロン障害はどのような症候を呈するか？
> Q 13 下位運動ニューロン症候を起こす部はどこか？

## Q 1 運動障害の機序にはなにがあるか？

運動障害では、①筋力低下、②筋トーヌス異常（パーキンソン病など）、③不随意運動（舞踏病など）、④運動失調（小脳性、感覚性）、⑤失行の可能性を考える。

**Q2 筋力低下では次になにを考えるか？**

**痙性麻痺か弛緩性麻痺かを鑑別**する。痙性麻痺は上位運動ニューロン障害で起きるので脳脊髄疾患を考え、弛緩性麻痺は下位運動ニューロン以下の障害で起きるので末梢神経か筋肉疾患を考える。

**Q3 上位運動ニューロンとはなにか？（図11-1）**

前頭葉中心前回の運動野のニューロンは上位運動ニューロンと呼ばれ、その軸索は**皮質球路および皮質脊髄路**を形成して脳幹、脊髄の下位運動ニューロンを支配する。皮質脊髄路は延髄錐体部を通るので**錐体路**とも呼ばれ、その95％は延髄錐体で交叉して対側の脊髄に至る。このため、大脳、脳幹で錐体路が障害されると対側に痙性麻痺、脊髄で障害されると病巣側に痙性麻痺を生じる。

**Q4 皮質球路障害はどのような症候を呈するか？（42ページ図7-2）**

1側の運動野から出る皮質球路は両側の脳幹運動核を支配する。ただし、下位顔面筋と頤舌筋の運動核だけは例外的に1側大脳で支配される。したがって、皮質球路の**1側障害**では**中枢性顔面神経麻痺（26ページ図4-2）**と頤舌筋麻痺（舌を突出させると病側へ偏位する）だけを生じる。皮質球路が**両側障害**されると偽性球麻痺が起き、高度の嚥下・構音障害を呈する。

図11-1 錐体路

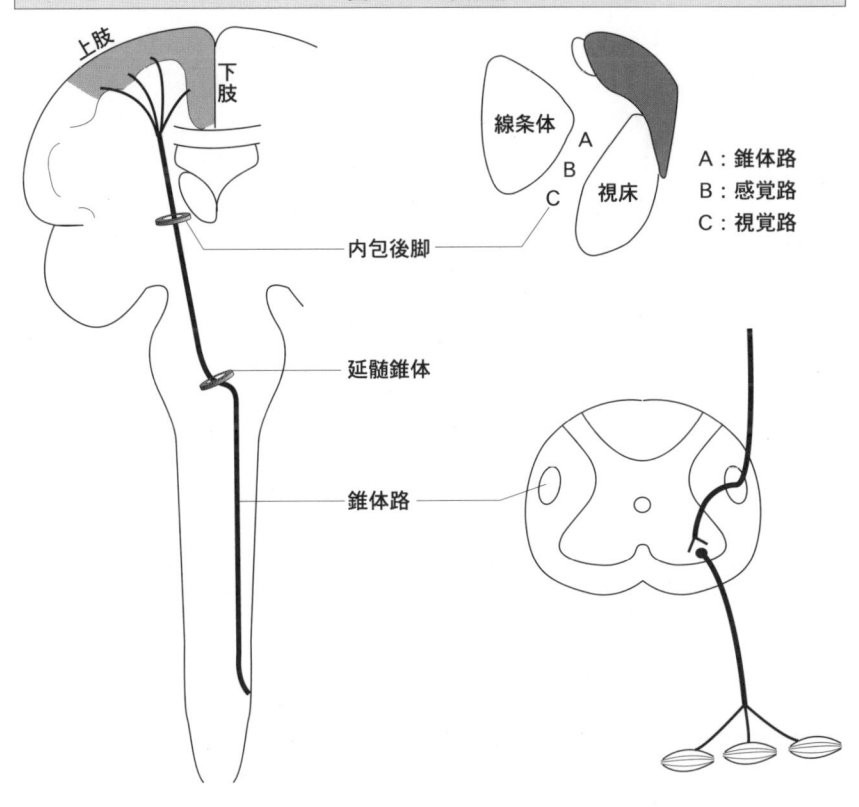

A：錐体路
B：感覚路
C：視覚路

上肢
下肢
線条体
視床
内包後脚
延髄錐体
錐体路

**Q 5  錐体路（皮質脊髄路）障害はどのような症候を呈するか？**

　**痙性運動麻痺、腱反射亢進、病的反射**を呈する。運動麻痺は錐体路の障害によるが、筋痙縮と腱反射亢進は錐体路に近接して走行する赤核脊髄路と網様体脊髄路が障害されて脊髄反射弓が亢進するためである。**Babinski反射、Chaddock反射**などの病的反射（図11-2）は錐体路障害によるもので、錐体路の形成が未熟な1歳半以下の乳児でも認める。錐体路障害では腹壁反射、挙睾筋反射などの多シナプス性の表在反射は逆に消失する。

第11章　運動障害　69

### 図11-2 病的反射

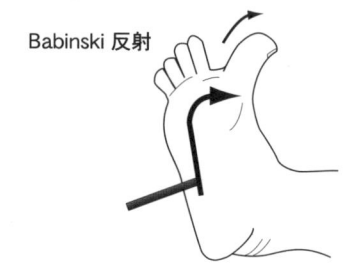

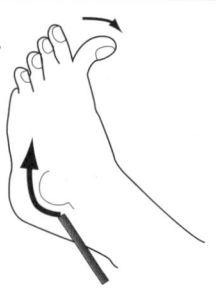

Babinski 反射　　　　　Chaddock 反射

**Q6** 錐体路障害の病変部位の診断はどのように行うか？

錐体路症候があれば、**大脳から第4腰髄間の脊髄障害**を考える。その間のどこで障害されたかは、①**広がり（片麻痺、四肢麻痺、対麻痺、単麻痺）**、②**皮質球路症候**、③**感覚障害**、④**脳神経麻痺**を参考にして決定する。

**Q7** 大脳での錐体路障害の特徴はなにか？（図11-1）

大脳では前頭葉白質および内包後脚で障害されることが多い。大脳では錐体路と皮質球路が併走しており（26ページ図4-2）、**対側に中枢性顔面神経麻痺を伴う痙性片麻痺を生じる**（Q4）。対側半身に全感覚低下もあれば内包後脚での障害、なければ内包より高位の前頭葉白質での障害を考える。**両側大脳障害では偽性球麻痺を伴う痙性四肢麻痺**が生じる。

**Q8　脳幹での錐体路障害の特徴はなにか？**

　顔面神経が出る橋より上位と下位では症候が異なる。上位脳幹の障害は大脳と同じく**対側に中枢性顔面神経麻痺を伴う痙性片麻痺を生じ、下位の障害では中枢性顔面神経麻痺は生じない**。脳幹では感覚路と錐体路は離れているので、**純粋運動麻痺**が多いことも特徴である。また、病側に脳神経麻痺が生じることも多く、動眼神経麻痺は中脳、外転神経麻痺と顔面神経麻痺は橋、舌下神経麻痺は延髄の障害を意味する。**両側障害では、中脳から橋の障害は大脳と同様に痙性四肢麻痺に加えて偽性球麻痺を生じ、延髄障害は球麻痺を生じる。**

**Q9　頚髄での錐体路障害の特徴はなにか？**

　第1〜第4頚髄障害と上肢を支配する第5頚髄〜第1胸髄障害では症候が異なる。前者は病側に痙性片麻痺を生じ、後者は下肢に痙性麻痺、上肢には下位運動ニューロン障害による弛緩性麻痺を生じる。1側性の脊髄障害は特有の**解離性感覚障害（Brown-Séquardまたは半側脊髄症候群）**を生じるので、診

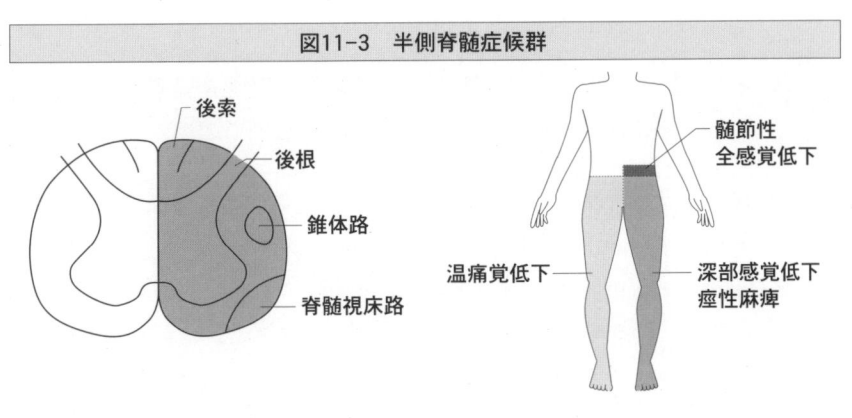

図11-3　半側脊髄症候群

後索
後根
錐体路
脊髄視床路

髄節性全感覚低下
温痛覚低下
深部感覚低下
痙性麻痺

察でその有無を調べることが大事である（図11-3）。

### Q10 胸髄〜腰髄障害はどのような麻痺を生じるか？

　胸髄〜第2腰髄間の障害は**病側下肢に痙性麻痺**を生じる。肋間筋や腹筋の麻痺の判定は難しく、障害レベルは感覚障害で決定する。この際、感覚低下部から正常部に向けて調べると障害レベルがより明瞭になる。**第4腰髄〜第1仙髄は下肢筋を支配しており、病側下肢に下位運動ニューロン症候を生じ**、錐体路症候は呈さない。感覚障害がない下肢の痙性単麻痺がまれであるが大脳運動野の病変で起きることがある。

### Q11 下位運動ニューロンとはなにか？

　脳幹運動核および脊髄中心灰白質前角に存在する運動神経細胞とその軸索（運動神経）を合わせて下位運動ニューロンと言う。下位運動ニューロンとそれが支配する筋肉を合わせて**運動単位**と言う。

### Q12 下位運動ニューロン障害はどのような症候を呈するか？

　反射弓障害による**腱反射消失**、脱神経支配による**筋肉の弛緩性麻痺、萎縮、線維性収縮**（fibrillation）、**線維束性収縮**（fasciculation）が起きる。脱神経支配状態の筋肉は神経終末から放出されるアセチルコリン（Ach）に過敏に反応して攣縮する。これが**fibrillation**で、筋電図でのみ捉えられる。下位運動ニューロン障害では、各運動神経の興奮が統制されなくなり、勝手に興奮して

筋収縮を起こすようになる。これがfasciculationで、患者は自発的な筋攣縮を自覚し、肉眼で見ることができる。弛緩性麻痺、腱反射消失、fibrillationは発症早期に出現するが、筋萎縮とfasciculationは遅れて出現する。

### Q 13　下位運動ニューロン症候を起こす部はどこか？

脳幹あるいは脊髄の運動神経細胞かその軸索の運動神経の障害を考える。運動神経の障害では、近位部（神経根）と遠位部では症候が異なる。運動神経細胞から神経根の障害は髄節性の筋萎縮、筋力低下を呈する。一方、運動神経の障害は末梢神経に一致する下位運動ニューロン症候を呈する。fasciculationは運動神経細胞と神経根の障害で生じやすい。

第12章

# 感覚障害

### Questionnaire
- Q 1　感覚はどのように分類されるか？
- Q 2　一般体性感覚とはなにか？
- Q 3　一般体性感覚を伝える感覚神経はなにか？
- Q 4　感覚はどのように大脳感覚野に伝えられるか？
- Q 5　脊髄、脳幹での感覚路の走行を述べよ
- Q 6　皮膚節（dermatome）とはなにか？
- Q 7　解離性感覚障害はどの部の障害で起きるか？
- Q 8　視床障害はどのような感覚症候を呈するか？
- Q 9　頭頂葉感覚野障害はどのような感覚症候を呈するか？
- Q 10　しびれはどのように解釈するか？
- Q 11　カウザルギーとはなにか？

### Q 1　感覚はどのように分類されるか？

　感覚には**体性感覚**と**内臓感覚**がある。体性感覚には皮膚、横紋筋、関節からの**一般体性感覚**と視覚、聴覚、平衡覚の**特殊体性感覚**がある。内臓感覚には意識に上がらない**一般内臓感覚**と味覚、嗅覚の**特殊内臓感覚**がある。

## Q2　一般体性感覚とはなにか？

　**表在感覚、深部・固有感覚、複合感覚**が一般体性感覚である。表在感覚には**温痛覚**と**触覚**があり、深部・固有感覚には**振動覚、関節位置覚、関節運動覚、深部圧痛覚**がある。複合感覚には**立体覚、皮膚書字覚、2点識別覚、圧感覚**などがある。

## Q3　一般体性感覚を伝える感覚神経はなにか？

　**有髄のAα、Aδ線維**と**無髄のC線維**が伝える。有髄で直径が大きいほど（Aα＞Aδ＞C）伝導速度は速い。深部・固有感覚と触覚はAα、温痛覚はAδとC線維が伝える。痛覚のうち、伝導速度の速いAδ線維が限局性の鋭い痛み、遅いC線維が非限局性の不快な痛みを伝える。このため、たとえば火傷では最初に火傷部に刺すような痛みが生じ、遅れてより広い範囲にズキズキする痛みが生じる。

## Q4　感覚はどのように大脳感覚野に伝えられるか？（図12-1）

　感覚路は1次から4次ニューロンより成る。**1次ニューロンは末梢神経（感覚神経）**であり、**2次ニューロンからは中枢神経**である。末梢神経では全感覚が合流して走行するが、脊髄と脳幹では温痛覚と触覚・深部感覚・固有感覚は離れて走行する。しかし、**視床（3次ニューロン）**で再び合流し、内包後脚を通って**頭頂葉中心後回の感覚野（4次ニューロン）**に至る。

図12-1 感覚路

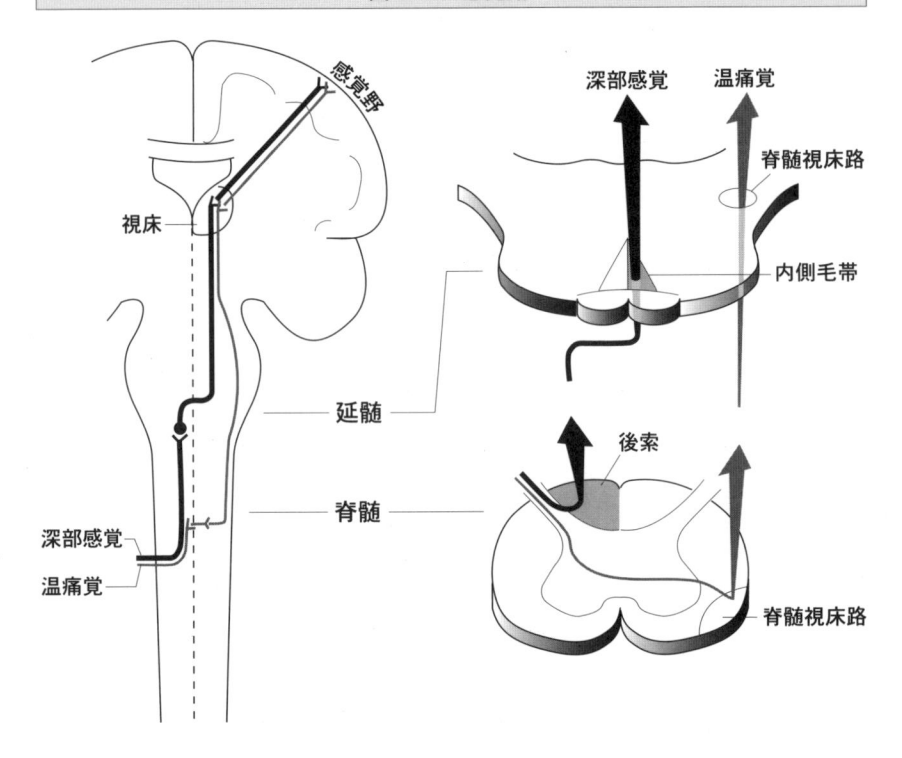

## Q5 脊髄、脳幹での感覚路の走行を述べよ（図12-1）

　すべての感覚は後根から脊髄に入る。**温痛覚路**は脊髄後角で2次ニューロンになり、中心灰白質を横断して対側の側索に至って外側脊髄視床路を形成して上行する。**深部・固有感覚**は1次ニューロンのまま同側の脊髄後索を上行し、延髄で2次ニューロンになって対側に交差し、内側毛帯を形成して上行する。**触覚**は脊髄で後索と前索の腹側脊髄視床路の2経路で上行する。

## Q6 皮膚節（dermatome）とはなにか？（図12-2）

図12-2 皮膚感覚の髄節支配

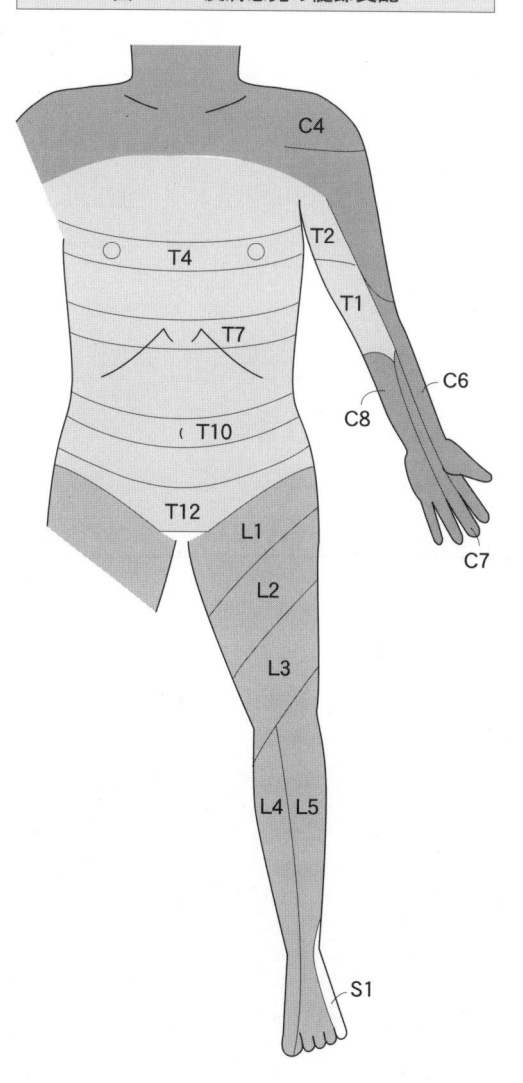

脊髄髄節による**皮膚感覚支配**を皮膚節と言う。脊髄は神経根に対応して**頸髄8、胸髄12、腰髄5、仙髄5**の髄節に分けられる。神経根には、**運動神経と自律神経が出る前根**と**感覚神経が入る後根**があり、前根と後根は合流して**脊髄神経**を形成する。頸髄と腰仙髄では、複数の脊髄神経がさらに合流して**神経叢**次いで**末梢神経**を形成して四肢の運動感覚を支配する。したがって、脊髄髄節と神経根障害では皮膚節に一致する感覚低下がみられ、末梢神経支配領域とは一致しない。

**Q7 解離性感覚障害はどの部の障害で起きるか？**

　脊髄から脳幹にかけては、温痛覚路と深部・固有感覚路は離れて走行するので、いずれか一方だけが障害される解離性感覚障害を呈することがある。たとえば**前脊髄動脈症候群**では後索は障害されないので、障害レベル以下に温痛覚低下を呈する。**半側脊髄症候群**（Brown-Séquard症候群）では、病側に深部・固有感覚障害、対側に温痛覚障害を呈する（71ページ図11-3）。**脊髄中心灰白質症候群**ではそこを横断する温痛覚路が障害されて、髄節性の温痛覚低下を呈する。脳幹障害では、**Wallenberg症候群**（**外側延髄症候群**）が病側顔面と対側半身に温痛覚障害を呈する。

**Q8 視床障害はどのような感覚症候を呈するか？**

　視床障害は、**顔面を含めた対側半身に全感覚低下**を生じる。さらに、視床には痛覚に対する抑制機構があり、それが障害されて感覚低下部に**視床痛**と呼ばれる持続性の焼けるような自発痛が生じる。

**Q9 頭頂葉感覚野障害はどのような感覚症候を呈するか？**

　感覚野は物体の複雑な性状を識別する複合感覚を担っている。したがって、温痛覚と触覚は保たれているにもかかわらず、**立体覚**（触って物の形や性状が判断できる）、**皮膚書字覚**（手掌に書いた数字を当てる）、**2点識別覚**（2点同時刺激が判断できる）などの**識別感覚が選択的に障害**される。

## Q10　しびれはどのように解釈するか？

　ジンジンする、チクチクするなどのしびれは**末梢神経と脊髄髄節の障害**で起きる。脊髄視床路の障害で起きることはまれである。しびれは **gate control の破綻**で起きる。gate control とは、伝導速度の速い触覚線維（Aα）が遅い痛覚線維（Aδ および C 線維）の興奮伝達を脊髄髄節で抑制する機構である。長く正座するとしびれが起きるが、しびれた部を揉むあるいは擦って Aα 線維を刺激するとしびれが早く消失するのはこの抑制機序による。Aα 線維が高度に障害される帯状疱疹では、gate control の破綻でビリビリするしびれが後遺症として残ることがある。

## Q11　カウザルギーとはなにか？

　正中神経などの交感神経が豊富な末梢神経の不完全断裂は、**持続性の焼けるような痛みと発赤、腫脹、皮膚萎縮などの交感神経異常**を起こすことがあり、カウザルギー（causalgia）と呼ばれる。痛覚線維の障害が灼熱性の疼痛を生じる。

# 第13章

# 脊髄・末梢神経・筋肉障害

**Questionnaire**
- Q 1 　脊髄障害の診断はどのようにするか？
- Q 2 　圧迫による脊髄障害と脊髄内病変はどのように鑑別するか？
- Q 3 　神経根症候とはなにか？
- Q 4 　脊髄中心灰白質症候とはなにか？
- Q 5 　脊髄白質障害の症候はなにか？
- Q 6 　椎間板ヘルニアによる神経障害の特徴はなにか？
- Q 7 　末梢神経障害はどのような症候を呈するか？
- Q 8 　末梢神経障害はどのように分類するか？
- Q 9 　多発神経炎ではなぜ四肢末端から運動感覚障害が起きるか？
- Q 10　多発根神経炎とはなにか？
- Q 11　多発（根）神経炎の診断はどのようにするか？
- Q 12　絞扼性の単神経炎を起こしやすい神経はなにか？
- Q 13　手根管症候群の特徴はなにか？
- Q 14　神経筋接合部障害はどのような症候を呈するか？
- Q 15　神経筋接合部障害の原因にはなにがあるか？
- Q 16　Lambert-Eaton筋無力症候群と重症筋無力症の症候の違いはなにか？
- Q 17　筋肉疾患の特徴はなにか？

**Q1** 脊髄障害の診断はどのようにするか？

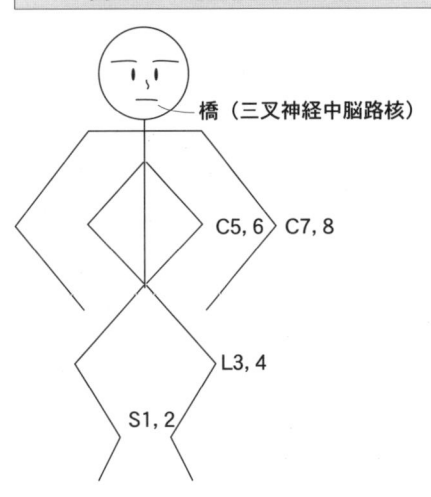

図13-1 腱反射と反射中枢

橋（三叉神経中脳路核）
C5, 6　C7, 8
L3, 4
S1, 2

　脊髄障害では、**病変レベルの決定とともに脊髄内病変なのか外からの圧迫なのかを診断**する。病変レベル部には髄節性全感覚低下と下位運動ニューロン症候が出現するが、筋肉と腱反射は多髄節性支配であり（**図13-1**）、感覚障害で病変レベルを決定するのがよい。

**Q2** 圧迫による脊髄障害と脊髄内病変はどのように鑑別するか？

　外からの圧迫は脊髄表層の組織から障害されるので、**神経根→脊髄白質→中心灰白質の順に障害**される（図13-2）。白質の錐体路と脊髄視床路の障害では、経路の最外側を走行する仙髄支配線維が最初に障害されるために、**下肢から上行する運動感覚障害**が出現する（図13-3）。**Brown-Séquard症候群**は脊髄圧迫で起きることが多いことを知っておく。
　一方、脊髄空洞症などの**深部髄内病変では中心灰白質→脊髄白質の順に障害**され、最表層の神経根が障害されることはまれである。錐体路などの長経路障害では、最外側を走行する仙髄支配線維が逆に障害されにくいために、

## 図13-2 髄外病変

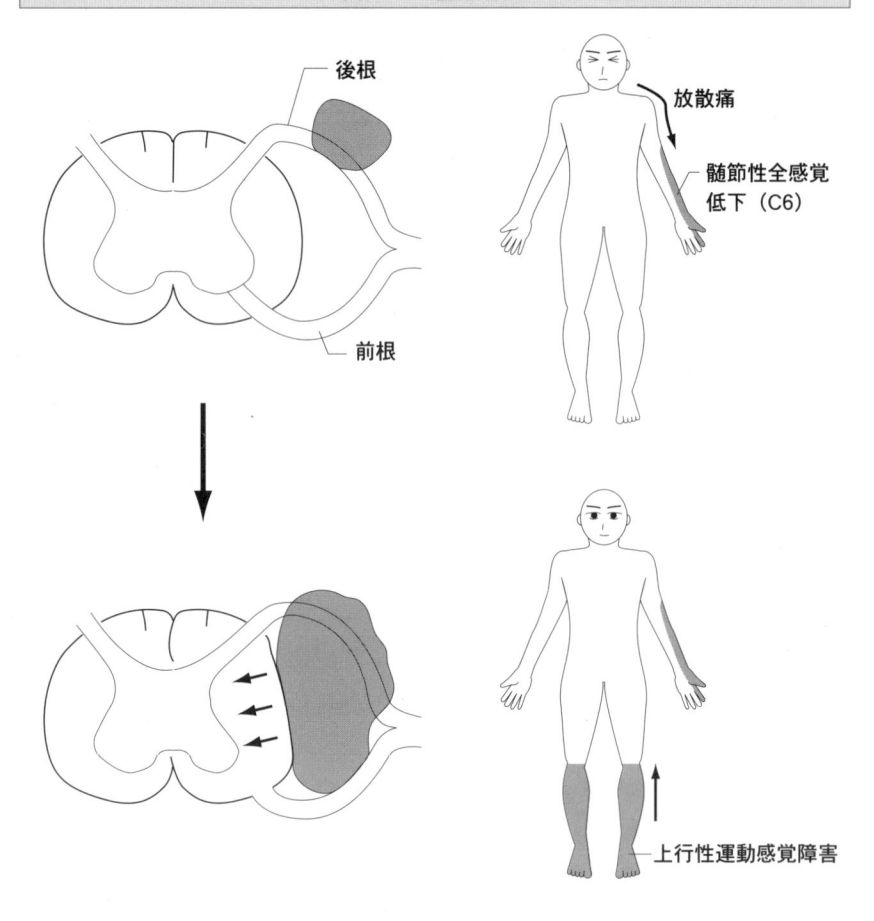

- 後根
- 前根
- 放散痛
- 髄節性全感覚低下（C6）
- 上行性運動感覚障害

仙骨部を避けて感覚障害がみられることが特徴である（sacral sparing）（図13-3）。側索深部を走行する橋排尿中枢からの下行路も髄内病変で早期に障害されるが、両側性に障害されると排尿障害が出現する。

図13-3 脊髄髄内病変

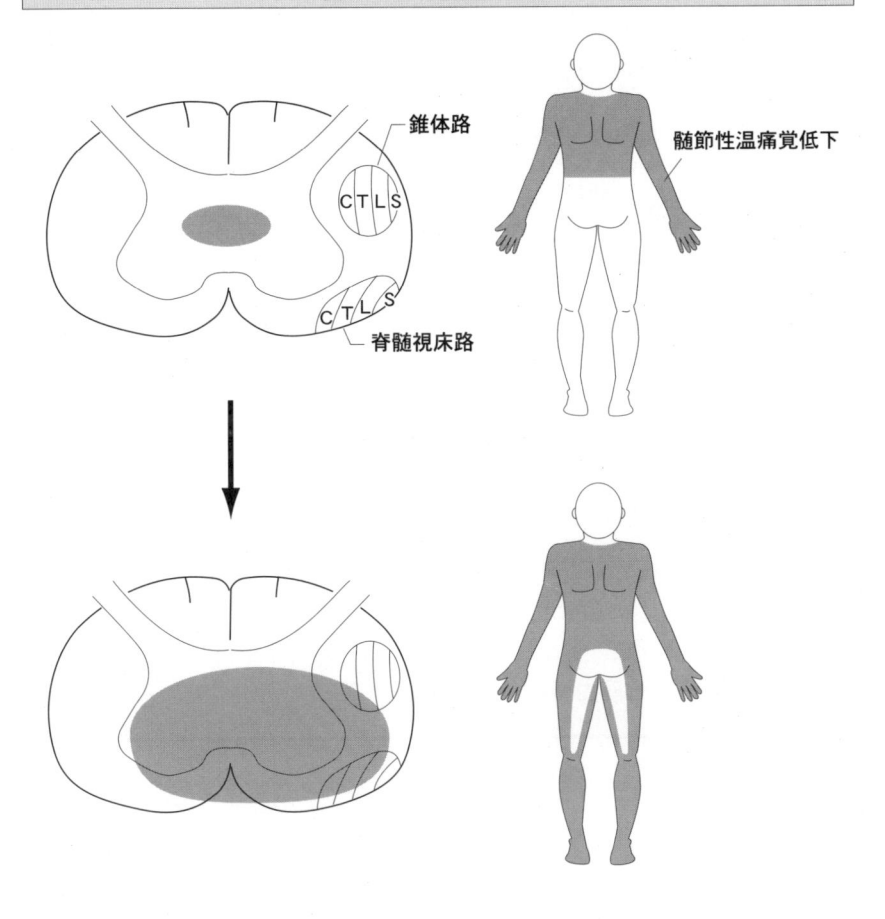

## Q3 神経根症候とはなにか？

　椎間板ヘルニア、髄膜腫、神経鞘腫などの髄外病変は神経根症候を初発症状とする（図13-2）。**後根障害は髄節性全感覚低下と神経根痛、前根障害は髄節性の下位運動ニューロン症候を呈する。神経根痛**とは、体動や腹圧を上昇させる動作（咳、くしゃみ、りきみは脊髄静脈怒張と髄圧上昇を招き、神

経根を刺激する）で誘発され、その皮膚支配領域に放散する電撃痛である。スパーリング（Spurling）徴候、ラセーグ（Lasègue）徴候は神経根痛の誘発であり（図13-4）、陽性は神経根障害を意味する。

図13-4　スパーリング徴候とラセーグ徴候

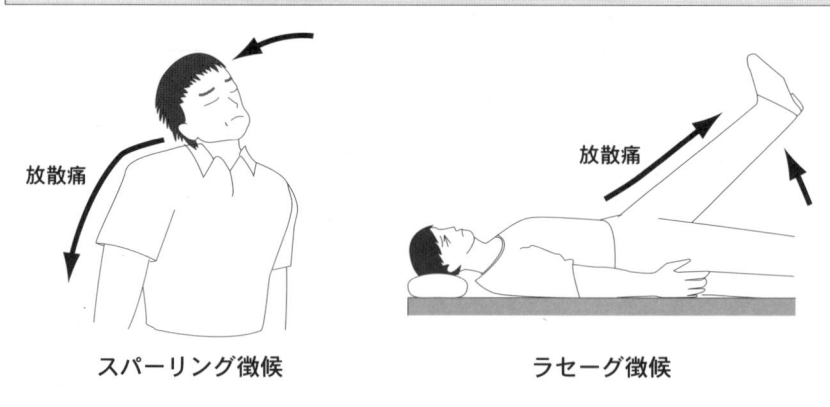

スパーリング徴候　　　　ラセーグ徴候

### Q4　脊髄中心灰白質症候とはなにか？

中心灰白質の障害では、その中央を横断する温痛覚路が早期に障害されるために**髄節性の温痛覚低下**が出現する（図13-3）。前角細胞まで病変が及ぶと、髄節性の**下位運動ニューロン症候**が出現する。第1胸髄では、中間外側角の交感神経核が障害されて**ホルネル（Horner）徴候**が出現する（9ページ図2-1）。

### Q5　脊髄白質障害の症候はなにか？

脊髄白質症候は、**神経根出入部（root entry zone および root exit zone）障**

害による症候と長経路症候に分けられる。前者は髄節性の**全感覚低下**、**下位運動ニューロン症候**およびgate controlの破綻によるビリビリする**持続性**のしびれを生じる。後者は、病側に**痙性麻痺**と**深部感覚低下**、対側に**温痛覚低下**を障害レベル以下に生じる（**71ページ図11-3**）。

**Q 6　椎間板ヘルニアによる神経障害の特徴はなにか？（図13-5）**

　椎間板は中央の**髄核**と周囲の**線維輪**から成り、髄核の突出が椎間板ヘルニアである。**髄核は通常、後外側へ突出して1側の神経根を圧迫する**。これは、線維輪の前部が硬いこと、脊椎前部に幅が広い強固な前縦靱帯があること、脊椎後部の中央に後縦靱帯があるためである。頚椎ではヘルニア部から出る神経根が圧迫される。たとえば、C5/6間の椎間板ヘルニアはそこから出るC6神経根を圧迫する。腰椎では神経根は椎間板のレベルまで下らず、椎体の上1/3で外に出るために、1レベル下から出る神経根が圧迫される。たとえば、L3/4間の椎間板ヘルニアは1レベル下のL4神経根を圧迫する。

図13-5　椎間板ヘルニアによる神経根障害

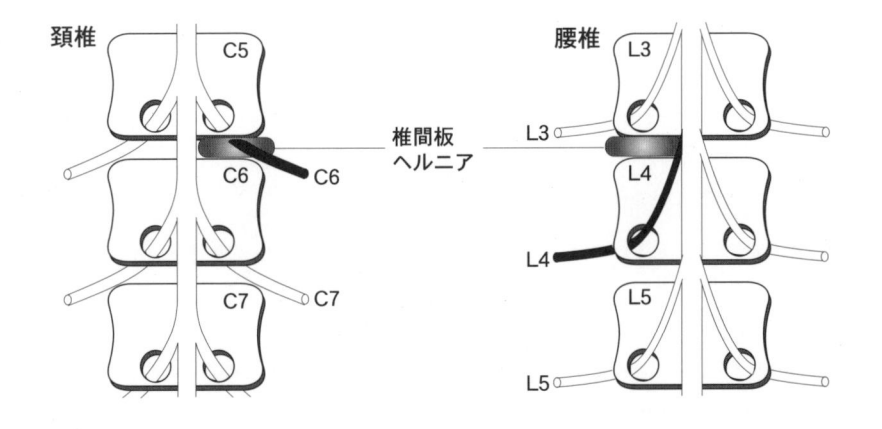

**Q7　末梢神経障害はどのような症候を呈するか？**

**弛緩性麻痺、筋萎縮、腱反射消失、全感覚低下**および**自律神経障害**を呈する。大径有髄線維が優位に障害されると、ビリビリする**しびれ**を呈することが多い。神経根が障害されると**神経根痛**を生じる（図13-4）。

**Q8　末梢神経障害はどのように分類するか？**

　臨床的には、発症様式で**急性、亜急性**および**慢性**に分類され、病変の広がりで**単神経炎**（mononeuritis）、複数の末梢神経が障害される**多発単神経炎**（mononeuritis multiplex）、多数が障害される**多発神経炎**（polyneuropathy）に分類される。単神経炎は絞扼性（圧迫）が多く、多発単神経炎は膠原病などの血管炎が多く、多発神経炎は代謝、中毒、遺伝、免疫など原因は多彩である。
　病理学的には、神経細胞障害による**軸索変性、節性脱髄**および**ワーラー**（Waller）**変性**に分類できる（図13-6）。
　髄鞘は再生しえるので節性脱髄は予後が良好であるが、軸索障害は脱神経支配による筋萎縮を早期に生じて予後不良である。

**Q9　多発神経炎ではなぜ四肢末端から運動感覚障害が起きるか？**

　多発神経炎は両側対称性に四肢末端から運動感覚障害が起きる。これは**神経細胞または軸索が障害されるとその末端から代謝障害が起きるため**である（dying back）。したがって、四肢末端を支配する長い神経ほどその末端の代

## 図13-6 末梢神経障害

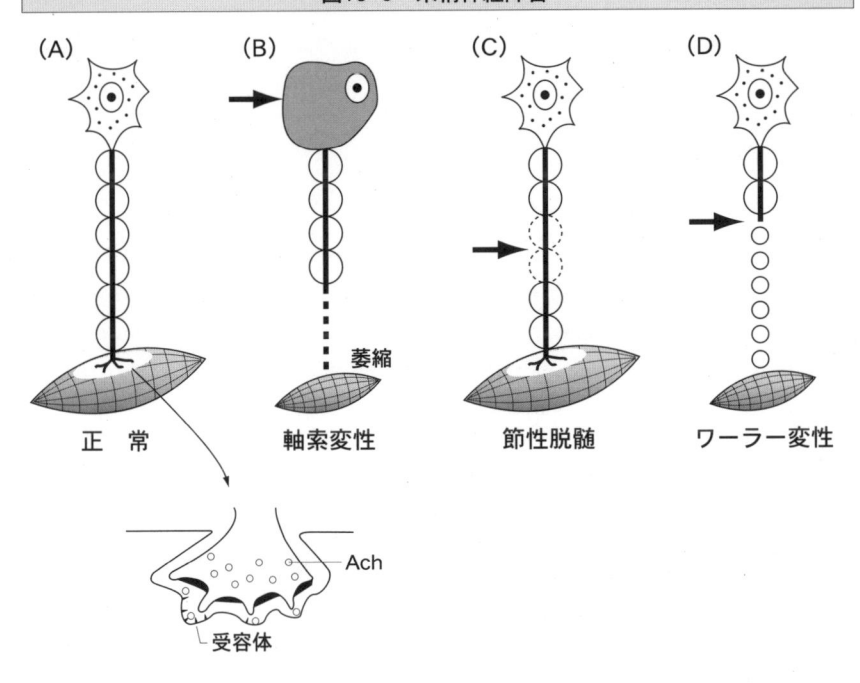

(A) 正常 　(B) 軸索変性 　(C) 節性脱髄 　(D) ワーラー変性

萎縮

Ach
受容体

謝が早く障害されるために、多発神経炎は四肢末端に手袋・靴下状の感覚低下を呈する。

### Q10 多発根神経炎とはなにか？

多発神経炎で神経根痛、ラセーグ徴候があれば、**神経根障害を伴う多発根神経炎（polyradiculoneuropathy）と診断**する。神経根の炎症は髄液で細胞増多、蛋白増加を呈する。逆に、髄液異常と神経根痛がなければ、脊髄腔から離れた末梢神経の遠位部の障害を考える。

## Q11 多発（根）神経炎の診断はどのようにするか？

急性、亜急性、慢性に分けて原因を考えるのがよい。**急性**にはギラン・バレー症候群、ジフテリア、ポルフィリアがある。数週間に渡って進行する**亜急性**には薬剤性（抗癌剤など）、ビタミン欠乏性、中毒（アルコール、有機溶媒、鉛など）がある。月～年に渡って進行する**慢性**には遺伝性、代謝性（糖尿病、尿毒症など）、膠原病、癌性、慢性炎症性脱髄性多発神経炎がある。予後判定では、早期の筋萎縮（2週間で出現）、灼熱痛、自律神経障害は軸索障害を意味し、機能回復が不良である。

## Q12 絞扼性の単神経炎を起こしやすい神経はなにか？（図13-7）

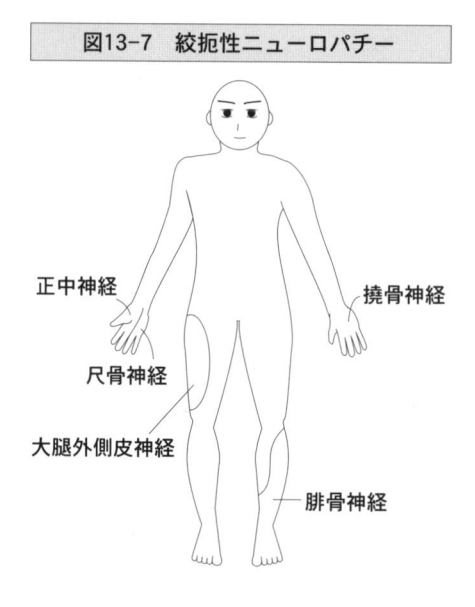

図13-7　絞扼性ニューロパチー

正中神経
撓骨神経
尺骨神経
大腿外側皮神経
腓骨神経

上肢では**正中、撓骨、尺骨神経**、下肢では**大腿外側皮神経と総腓骨神経**に起きやすい。絞扼部位として、正中神経は手根管、撓骨神経は腋窩、尺骨神経は肘部、大腿外側皮神経は鼠径部、総腓骨神経は脛骨上部を考える。

## Q13 手根管症候群の特徴はなにか？

手根管内で正中神経が圧迫されることが原因である。**第Ⅰ、Ⅱ指のしびれで発症**する。しびれは夜間に起きやすく、手を振ると和らぐ特徴がある。次いでⅠ指からⅣ指半側の手掌側に感覚低下が起き、母指球筋が萎縮する。**Tinel徴候**（ハンマーで手根部を叩くと手指に電撃痛が放散する）は診断的価値がある。手を使う職業や粘液水腫、関節リウマチに合併しやすい。

## Q14 神経筋接合部障害はどのような症候を呈するか？（図13-6）

運動神経から筋肉への興奮伝達が障害されて、**弛緩性麻痺**を呈する。麻痺は**両側対称性**で日内変動が認められ、**運動で増悪**し、**休息で改善**することが特徴である。感覚障害はなく、筋萎縮もまれである。

## Q15 神経筋接合部障害の原因にはなにがあるか？（図13-8）

図13-8 誘発筋電図

重症筋無力症

Lambert-Eaton 筋無力症候群

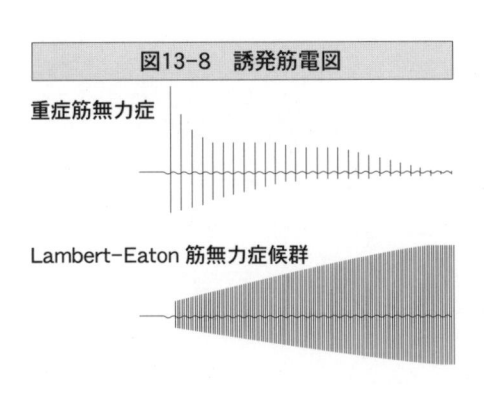

病因的には、**神経終末からのAch放出の障害**（Lambert-Eaton筋無力症候群：LEMS、ボツリヌス中毒）と**筋側のAch受容体の破壊**（重症筋無力症）がある。両者は運動神経電気刺激による誘発筋電図で鑑別できる。正常では3 Hzの低頻度反復刺激で運動単位電位

の減衰はなく、30 Hz以上の反復刺激で減衰が起きる。受容体が壊されている重症筋無力症では、低頻度反復刺激で運動単位電位の異常な減衰が起きる（waning現象）。Ach放出障害のLEMSでは最初は運動単位電位が小さいが、高頻度反復刺激でAch放出が促されるために振幅が異常に増大する（waxing現象）。

## Q16 Lambert-Eaton筋無力症候群と重症筋無力症の症候の違いはなにか？

　LEMSでは四肢筋に麻痺を認め、眼筋麻痺と球筋麻痺はまれである。自律神経系にもAchの放出障害が起きるために、口渇、霧視、便秘、陰萎などの自律神経症状も呈する。肺小細胞癌に合併して起きることが多く、傍腫瘍神経症候群の一つである。原因は、癌細胞に対する免疫反応がAch放出を促すカルシウムチャネルに対しても抗体を産生するためである。
　重症筋無力症は眼瞼下垂、眼筋麻痺、球麻痺で発症することが多い。胸腺過形成を伴うことが多く、その摘出で症状が軽快することから、胸腺がAch受容体抗体のおもな産生部位と考えられている。ニコチン性Ach受容体だけが破壊されるので自律神経障害はない。

## Q17 筋肉疾患の特徴はなにか？

　両側対称性、近位筋優位の弛緩性麻痺を呈することが多い。筋萎縮は早期には起こらず、fasciculationはない。感覚障害はなく、腱反射は早期には保たれる。血清で筋逸脱酵素（creatine kinase、LDHなど）の上昇を認める。

# 第14章

# 大脳基底核障害

## Questionnaire
- Q 1　錐体外路系とはなにか？
- Q 2　パーキンソン症候とはなにか？
- Q 3　筋強剛とはなにか？
- Q 4　無動とはなにか？
- Q 5　静止時振戦とはなにか？
- Q 6　姿勢反射障害とはなにか？
- Q 7　パーキンソン病の病因はどのように考えられているか？
- Q 8　パーキンソン症候を起こす神経回路はなにか？
- Q 9　パーキンソン症候群とはなにか？
　　　パーキンソン病との鑑別点はなにか？
- Q 10　パーキンソン病の臨床的特徴はなにか？
- Q 11　脳血管性パーキンソニズムの特徴はなにか？
- Q 12　多系統萎縮症とはなにか？
- Q 13　パーキンソン病の治療原則はなにか？
- Q 14　パーキンソン病の長期治療でどのようなことが問題になるか？
- Q 15　悪性症候群とはなにか？
- Q 16　大脳基底核障害で起きる不随意運動にはなにがあるか？

## Q 1　錐体外路系とはなにか？（図14-1）

　大脳基底核が錐体外路系に属する．その遠心路は**前頭葉運動野**に投射してそこから出る錐体路を制御し，随意運動を円滑に遂行させる．大脳基底核の障害は**パーキンソン症候**と**不随意運動**を生じる．

## Q2 パーキンソン症候とはなにか？

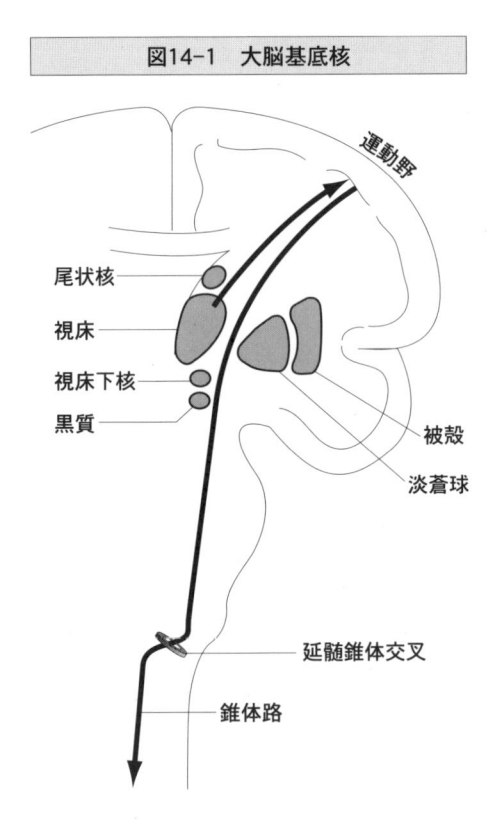

**図14-1 大脳基底核**

(図中ラベル: 運動野、尾状核、視床、視床下核、黒質、被殻、淡蒼球、延髄錐体交叉、錐体路)

筋強剛（rigidity）、**寡動**（bradykinesia）あるいは**無動**（akinesia）、**静止時振戦**（resting tremor）および**姿勢反射障害**（postural instability）が4主徴である。**突進現象**（pulsion）、**すくみ現象**などもみられる。

## Q3 筋強剛とはなにか？

**筋トーヌス**とは、他動的関節運動における筋の抵抗性である。筋トーヌスが低下すると関節は過伸展し（小脳障害）、筋トーヌスが亢進すると関節運動

は制限される。筋トーヌス亢進にはspasticity（痙縮）とrigidity（強剛）がある。痙縮は錐体路障害で起き、他動運動の開始時に抵抗を生じる（折り畳みナイフ現象）。強剛は大脳基底核障害で起き、他動運動を通して抵抗がある。この場合抵抗が終始一様であれば**鉛管様筋強剛**、カクカクと歯車がはずれるような抵抗であれば**歯車様筋強剛**と診断する。パーキンソン病は歯車様筋強剛を呈する。

## Q 4　無動とはなにか？

**動作緩慢**を寡動あるいは無動と言う。顔面の表情は乏しく（仮面様顔貌）、歩行時に手振りがみられない。手指の巧緻運動も障害され、箸の使用、書字、ボタン掛けが困難になる。球筋の動きも鈍くなり、言葉は小声で単調になり、唾液が口内に貯まって流涎が起きる。通常、筋強剛と無動の程度は相関する。

## Q 5　静止時振戦とはなにか？

振戦は**一定のリズムで反復する律動性の不随意運動**である。振戦は、字を書くなどの動作時に出現する**動作時振戦**（action tremor）、コップを持つなどある姿勢を保持した時に出る**姿勢時振戦**（postural tremor）、何らの動作もしていない時に出現する**静止時振戦**に分類できる。動作時、姿勢時振戦は小脳の異常で起き、本態性振戦が代表的疾患である。パーキンソン病では丸薬を丸めるような粗大な静止時振戦（pill-rolling tremor）が起き、患者は臥床時、歩行時、座ってテレビを見ている時に手足のふるえを自覚する。パーキンソン病で筋強剛が歯車様になるのは静止時振戦を生じるgeneratorが関与しているとの仮説がある。

### Q6 姿勢反射障害とはなにか？

体のバランスがとれず、**倒れやすい**ことを姿勢反射障害と言う。とくに、方向転換、起立、歩行開始時に倒れやすい。上体が過度に前屈し（前屈姿勢）、歩幅が小さく（小刻み歩行）、足が前に出にくい（start hesitation およびすくみ足現象）ために重心が前方に移動する。このため、歩行は次第に加速がつき（加速現象）、倒れるまで突進する（突進現象）。

### Q7 パーキンソン病の病因はどのように考えられているか？

中脳の黒質緻密帯から線条体（尾状核と被殻）に投射する黒質線条体ドーパミン作動性ニューロンの変性が原因で、変性した黒質神経細胞の細胞質に**封入体（ルイ小体）**が認められる。ルイ小体には神経細胞特異的蛋白の α-シヌクレインが沈着しており、α-シヌクレイン遺伝子の点突然変異で家族性パーキンソン病が起きることも判明している。したがって、α-シヌクレインがパーキンソン病の発症に深く関係していることは明白であるが、パーキンソン病のほとんどが孤発性であることから、**環境因子**も関与する多因性疾患と考えられている。

### Q8 パーキンソン症候を起こす神経回路はなにか？

黒質→線条体→淡蒼球外節→視床下核→淡蒼球内節→視床→運動野の大脳基底核回路の障害で起きる（図14-1）。この回路が障害されて、視床から運動野に投射する興奮性の遠心路が抑制されると動作緩慢（パーキンソン症候）

になり、逆に遠心路の興奮性が高まると不随意運動が起きる。運動野から出る錐体路は対側半身を支配するので、右の基底核回路の障害は左半身にパーキンソン症候を生じる。

## Q9 パーキンソン症候群とはなにか？
## パーキンソン病との鑑別点はなにか？

大脳基底核回路の障害で、**黒質線条体ドーパミン作動系の障害で起きるのがパーキンソン病**で、**線条体以降の障害で起きるのがパーキンソン症候群（パーキンソニズム）**である。パーキンソン病では線条体のドーパミン受容体以降には異常がないので、ドーパ剤、ドーパミン受容体刺激剤などすべての抗パーキンソン剤で症状が改善する。一方、**パーキンソン症候群では受容体側が障害されているので薬はすべて無効**である。パーキンソン症候群は、**多発脳梗塞、向精神薬などのドーパミンD2受容体遮断薬、多系統萎縮症、進行性核上性麻痺、ハンチントン舞踏病、CO中毒、日本脳炎**などで起きる。

## Q10 パーキンソン病の臨床的特徴はなにか？

発症年齢は**50〜60歳代**で、**1側上肢の静止時振戦で発症**することが多い。次いで**歯車様筋強剛**と寡動が出現し、最後に**姿勢反射障害**が出現する。左右の黒質の変性程度が異なるために、症状に**左右差**を認めることが多い。治療しなければ、発症後約5年で臥床状態になる。**皮質下性痴呆、自律神経障害**も伴う。黒質の変性はMRIで異常を呈さない。

### Q11 脳血管性パーキンソニズムの特徴はなにか？

　前頭葉白質と線条体はラクナ脳梗塞の好発部位であり、多発するとパーキンソニズムが起きる。パーキンソン病との鑑別点は、**高齢発症、神経症候が両側対称性、筋強剛が鉛管様、静止時振戦**がないことである、さらに**痴呆、仮性球麻痺、錐体路症候、尿失禁の合併**も鑑別点になる。歩行は特徴的で、開脚して歩幅が小さく不安定である（**広基性小刻み歩行**）。これはパーキンソニズムに前頭葉での小脳路障害による歩行失調が加わって起きる。

### Q12 多系統萎縮症とはなにか？

　シャイ・ドレーガー症候群、線条体黒質変性症、オリーブ橋小脳萎縮症（OPCA）ではオリゴデンドログリアの細胞質内に共通の封入体が認められるため、**一括して多系統萎縮症（multiple system atrophy：MSA）**と呼ばれる。この封入体はα-シヌクレインから成り、MSAはパーキンソン病と発病機序を共有している。MSAの主症候は、**パーキンソニズム、自律神経障害、小脳失調**である。パーキンソン症候が中核症候であれば線条体黒質変性症、自律神経障害が中核であればシャイ・ドレーガー症候群、小脳失調が中核であればOPCAと診断する。MSAはMRI異常を呈し、脳幹および小脳の萎縮と黒質線条体路が入る被殻後部外側に変性による異常信号を認める。

### Q13 パーキンソン病の治療原則はなにか？

　少量からスタートし、徐々に増量するlow & slow principleを原則とする。

また、**多剤併用**も原則であり、ドーパミンを補充する**ドーパ剤**、**ドーパミン受容体刺激剤**、ドーパミン放出を促す**塩酸アマンタジン**、ドーパミンの代謝を阻害する**モノアミンオキシダーゼB（MAO-B）阻害剤**を併用投与する。抗コリン剤も有効であるが、副作用（便秘、排尿障害、精神障害）のために高齢者への投与は慎む。

## Q14 パーキンソン病の長期治療でどのようなことが問題になるか？

上記（Q13）の薬剤は症状改善剤であり、**黒質神経細胞の変性は阻止できない**。発症後5年目頃から薬の効く時間が短くなり、症状に日内変動（wearing-off現象）が起きるようになる。また、スイッチが切れたように突然無動になるon-off現象も起きる。投与量が増えるために、一時的にドーパミン過剰状態になってジスキネジーや幻視が起きるようになる。

## Q15 悪性症候群とはなにか？

抗パーキンソン薬を長期間内服している患者が急に内服を中止すると、脳で**ドーパミン作動系の急激な機能不全**が生じる。このため意識障害と激しい振戦による高熱と高CK血症（筋崩壊による）をきたし、腎不全で死亡することがあり、悪性症候群と呼ばれる。投薬を中止する際は、徐々に減量する。

## Q16 大脳基底核障害で起きる不随意運動にはなにがあるか？

大脳基底核障害は無動症だけでなく、**運動過多の不随意運動**も生じる（Q8）。

大脳基底核障害では**舞踏病**（chorea）、**アテトーゼ**（athetosis）、**バリスム**（ballism）、**ジスキネジア**（dyskinesia）などの不規則で非合目的な不随意運動と持続的な姿勢異常の**ジストニア**（dystonia）が起きる。バリスムは視床下核の障害、他は線条体の障害で起きやすい。ジストニアが局所的に起きることもあり、**痙性斜頚**、**書痙**、両眼瞼が強く収縮して開かない**眼瞼けいれん**（blepharospasm）がその代表である。原因には変性（ハンチントン舞踏病など）、代謝異常（ウイルソン病など）、脳血管障害、感染症（小舞踏病）、脳性麻痺、薬剤性などがある。治療は、ジストニアは抗パーキンソン薬が有効で、他の不随意運動治療は逆にドーパミン受容体遮断剤が有効である。

# 第15章

# 小脳障害

Questionnaire
- Q 1　小脳の解剖について述べよ。
- Q 2　小脳の求心路と遠心路を述べよ
- Q 3　小脳に機能局在は存在するか？
- Q 4　前庭小脳路の機能はなにか？
- Q 5　脊髄小脳路の機能はなにか？
- Q 6　前頭橋小脳路の機能はなにか？
- Q 7　小脳遠心路の障害ではどのような症候が出現するか？
- Q 8　小脳障害ではなぜ病側に運動失調が生じるか？
- Q 9　小脳以外で小脳性運動失調が起きる部位はどこか？
- Q 10　小脳性失調と前庭（迷路）性失調の鑑別はなにか？
- Q 11　小脳性失調と感覚性失調の鑑別はなにか？
- Q 12　小脳性運動失調の原因疾患にはなにがあるか？

## Q 1　小脳の解剖について述べよ。

　小脳は後頭蓋窩にあり、脳幹の後方に位置する。小脳は正中の**虫部**（**vermis**）と**左右の半球**より成る。深部白質に4つの**核**があり、遠心路はすべて核を経由して出る。上、中、下の小脳脚で中脳、橋、延髄と連結する。

**Q2　小脳の求心路と遠心路を述べよ（図15-1）**

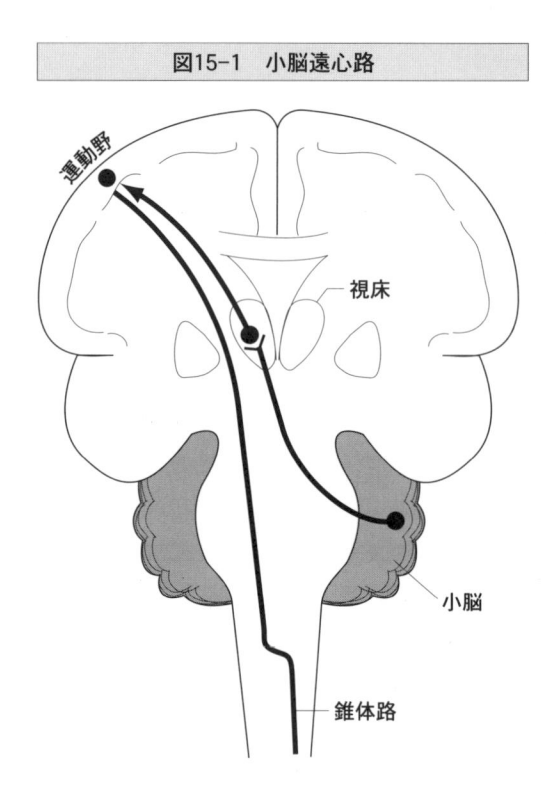

図15-1　小脳遠心路

おもな求心路は、下小脳脚を通る**脊髄小脳路、オリーブ小脳路、前庭小脳路**と中小脳脚を通る**前頭橋小脳路**である。遠心路はほとんどが上小脳脚を通って脳幹の諸核に終わる。小脳→（交差）→赤核→視床→前頭葉運動野に至る遠心路は臨床的に重要である。

**Q3　小脳に機能局在は存在するか？**

　体のバランスと眼球運動を制御する前庭小脳路は小脳虫部および小脳片葉（flocculonodular lobe）に終わる。下肢の運動に関与する脊髄小脳路は上部虫部と傍正中部の小脳半球に終わる。四肢の協調運動をつかさどる前頭橋小脳路は小脳片葉を除くすべての小脳皮質に終わる。したがって、**小脳には機**

図15-2 小脳における機能の局在

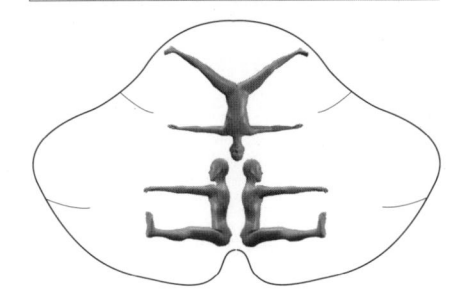

能が局在するが（図15-2）、近年小脳の機能局在はこのように単純ではなく、**モザイク状**であることが明らかにされている。

### Q4　前庭小脳路の機能はなにか？

座位、立位、歩行時の**体のバランスと眼球運動反射を統御**する。この系が障害されると、**体幹失調**（truncal ataxia）が起き、座位、起立、歩行が不安定になる。眼球のsmooth pursuit movementも円滑さを欠き（saccadic）、眼振が起きる。小脳障害による眼振は向きが注視方向性であり、めまい感を伴わない。座位や立位で頭部や体が前後にふるえるtitubationも起きる。

### Q5　脊髄小脳路の機能はなにか？

おもに**下肢の運動を円滑に行わせる**。この系が単独に障害されることはまれで、通常前庭小脳系と前頭橋小脳系とともに障害される。

### Q6　前頭橋小脳路の機能はなにか？

**多関節運動を円滑に遂行**させる。障害されると、上下肢に運動失調が起き、

手の巧緻運動が拙劣になる。筋トーヌス低下、構音障害も生じる。小脳性運動失調は**測定障害、共同運動不能、変換運動障害**の3要素から成り、検査として**鼻指鼻試験、膝打ち試験、かかと膝試験、迅速手回内回外試験、つぎ足歩行**がある。

**Q 7　小脳遠心路の障害ではどのような症候が出現するか？**

小脳歯状核から出て赤核に至る遠心路の障害では、**小脳失調**に加えて**粗大な姿勢性、動作性および企図性の振戦またはミオクローヌス**が起きる。企図性とは、目標に近づくにつれて手のふるえが激しくなることである。このような不随意運動は小脳求心路の障害ではみられない。

**Q 8　小脳障害ではなぜ病側に運動失調が生じるか？**

小脳遠心路は対側の前頭葉運動野に作用して随意運動を統御する。運動野から出る皮質脊髄路は延髄錐体で交差して対側半身を支配する。すなわち、**2度交差**するので、たとえば右小脳半球障害では右半身に小脳性運動失調が起きる（図15-1）。

**Q 9　小脳以外で小脳性運動失調が起きる部位はどこか？**

小脳の求心路または遠心路が走行する**前頭葉、視床（腹外側核）、脳幹（中脳、橋、延髄）**の障害で小脳性運動失調が起きる。視床腹外側核、前頭葉の障害では対側半身に小脳失調が起きる。中脳と橋では小脳路が交差するので、

病側にも対側にも小脳性運動失調が起こりえる。延髄外側部の障害では病側半身に小脳失調が起き、Wallenberg症候群などでみられる。

### Q10 小脳性失調と前庭（迷路）性失調の鑑別はなにか？

　**前庭性失調はめまいまたは浮遊感を伴い、立位と歩行でのみ平衡障害**が起きる。構音障害や上下肢の協調運動障害はない。眼振は注視方向に関係なく、常に健側向きである。

### Q11 小脳性失調と感覚性失調の鑑別はなにか？

　末梢神経や脊髄後索の障害で関節位置覚が失われると運動失調が起き、**感覚性失調（sensory ataxia）**と呼ばれる。眼振、構音障害はなく、患者は視覚でバランスをとる。このため、**立位で眼を閉じさせるとバランスが著しく悪くなり、転倒する（Romberg徴候）**。

### Q12 小脳性運動失調の原因疾患にはなにがあるか？

　小脳障害は種々の疾患で起きる。**脳血管障害、炎症**（多発性硬化症、ウイルス性脳炎など）、**代謝異常**（リピドーシス、ミトコンドリア異常症、甲状腺機能低下、ビタミン$B_1$、E欠乏など）、**中毒**（抗癌剤、抗てんかん薬、有機水銀、有機溶媒、アルコールなど）、**変性疾患**（脊髄小脳変性症、多系統萎縮症、傍腫瘍症候群など）などがある。

第16章

# 脳循環障害

> **Questionnaire**
> Q 1　脳循環の特殊性とはなにか？
> Q 2　血液脳関門とはなにか？
> Q 3　代謝と脳血流の連結とはなにか？
> Q 4　血液ガスは脳循環にどのような影響を及ぼすか？
> Q 5　脳循環の自己調節とはなにか？
> Q 6　脳血管障害危険因子にはなにがあるか？
> Q 7　脳血管障害の分類を述べよ？
> Q 8　脳の血管支配を述べよ
> Q 9　高血圧性脳出血とはなにか？
> Q 10　くも膜下出血とはなにか？
> Q 11　一過性脳虚血発作（TIA）とはなにか？
> Q 12　TIAの治療はどうするか？
> Q 13　TIAの予防にアスピリンの少量投与がなぜ有効か？
> Q 14　ラクナ脳梗塞とはなにか？
> Q 15　アテローム血栓性脳梗塞とはなにか？
> Q 16　心原性脳塞栓症とはなにか？
> Q 17　脳血管障害の診断手順を述べよ
> Q 18　脳梗塞急性期治療の目標はなにか？

## Q 1　脳循環の特殊性とはなにか？

　脳は、重量は体重の約2％であるが、酸素およびブドウ糖消費量は体全体の消費量の20％を占める。神経細胞はエネルギー源のブドウ糖を生成できな

いために、脳血流が遮断して酸素とブドウ糖の供給が途絶えると瞬時に機能は停止する。脳血流量は部位で異なり、白質より神経細胞が存在する灰白質で有意に多く、脳血流の多い部位ほど虚血に弱い。脳循環の特殊性として、**血液脳関門の存在、代謝と血流量の連結、脳循環の自己調節、血液ガスの影響**がある。


### Q 2　血液脳関門とはなにか？

　脳の毛細血管は**内皮細胞間に間隙がなく**、さらにその外側を**アストロサイト**が覆っており、血管透過性は末梢血管の数十倍以下である。この構造は**有害な物質から脳を守る働き**をしており、**血液脳関門**（blood-brain barrier）と呼ばれる。脳梗塞、脳炎などで血液脳関門が破綻すると血漿成分が脳に露出して**血管性脳浮腫**（vasogenic edema）が生じる。また、血中に存在するアセチルコリン、ノルアドレナリン、セロトニンなどの神経伝達物質が脳内へ侵入して撹乱を起こすのを防ぐために、脳血管内皮細胞はこれらの**分解酵素**を有する。これも血液脳関門である。


### Q 3　代謝と脳血流の連結とはなにか？

　神経細胞の代謝が亢進すると、血管拡張因子のNO、グルタミン酸、アデノシン、Kイオンが産生されてその部の**局所血流量が増加する**。逆に**神経細胞の代謝低下は局所脳血流量低下を生じる**。神経細胞の代謝が低下する変性疾患でも局所脳血流量低下が認められる。たとえば、脳血流シンチグラフィー（SPECT）でアルツハイマー病では側頭葉・頭頂葉の血流低下、脊髄小脳変性症では小脳の血流低下が認められ、診断確定のための検査に用いられている。神経細胞の機能が完全に消失した脳死では、呼吸、心拍、血圧をいかに維持

しても脳血流はゼロであることを知っておく。

## Q4 血液ガスは脳循環にどのような影響を及ぼすか？

血液ガスは強力な血管作動因子であり、**NO、$CO_2$は脳血管を拡張**させ、**$O_2$は収縮**させる。高$CO_2$血症による脳血管拡張にはNO生成も関与している。過換気症候群は筋強直、意識障害を呈するが、これは**過換気→低$CO_2$血症→脳血管収縮→脳虚血**による。

## Q5 脳循環の自己調節とはなにか？

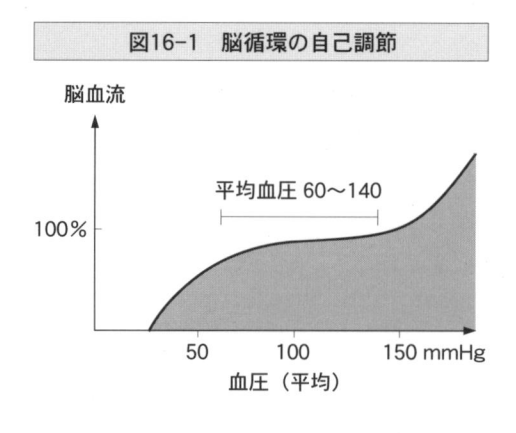

図16-1 脳循環の自己調節

脳血流量＝血圧－頭蓋内圧の関係にあるが、平均血圧が60〜140 mmHg間では血圧の変動に関係なく脳血流を一定に保つ自己調節能（autoregulation）がある（図16-1）。これは200 $\mu$径以上の脳動脈が収縮、拡張して脳循環を調節するためであるが、これには血管内皮細胞が産生する血管拡張因子（NO、プロスタサイクリンなど）と血管収縮因子（エンドセリンなど）およびカリウムチャネルの活性化（血管拡張）が関係している。高血圧では血管内皮細胞が障害されるためにautoregulationが破綻しており、わずかな血圧低下が脳虚血を生じさせる。

**Q6 脳血管障害危険因子にはなにがあるか？**

　血管内皮細胞障害因子、血栓形成因子および出血性素因はすべて危険因子である。最大の危険因子は、加齢と高血圧である。高血圧は拡張期圧だけでなく収縮期圧の上昇も危険因子であり、そのおもな機序は血管内皮細胞の障害による血栓形成と脳循環の自己調節能の破綻である。

**Q7 脳血管障害の分類を述べよ？**

　出血性と虚血性に大別され、虚血性はさらに可逆性の一過性脳虚血発作（transient ischemic attack：TIA）と不可逆性の脳梗塞に分類される。脳梗塞はラクナ脳梗塞、アテローム血栓性脳梗塞、心原性脳塞栓症、その他に分類される。出血性には脳出血とくも膜下出血がある。

**Q8 脳の血管支配を述べよ（図16-2）**

　側頭葉内側、後頭葉および視床を除いて大脳は内頚動脈分枝の前および中大脳動脈で支配される。上記の大脳部位および脳幹、小脳は椎骨動脈、脳底動脈およびその分枝で支配される。脳表の灰白質では側副血行路が発達しているので脳血管障害は起こりにくい。一方、終末動脈でかつ高血圧性変化を生じやすい小動脈の穿通枝が支配する白質、基底核、視床は脳梗塞の好発部位である。

図16-2　脳動脈と支配領域

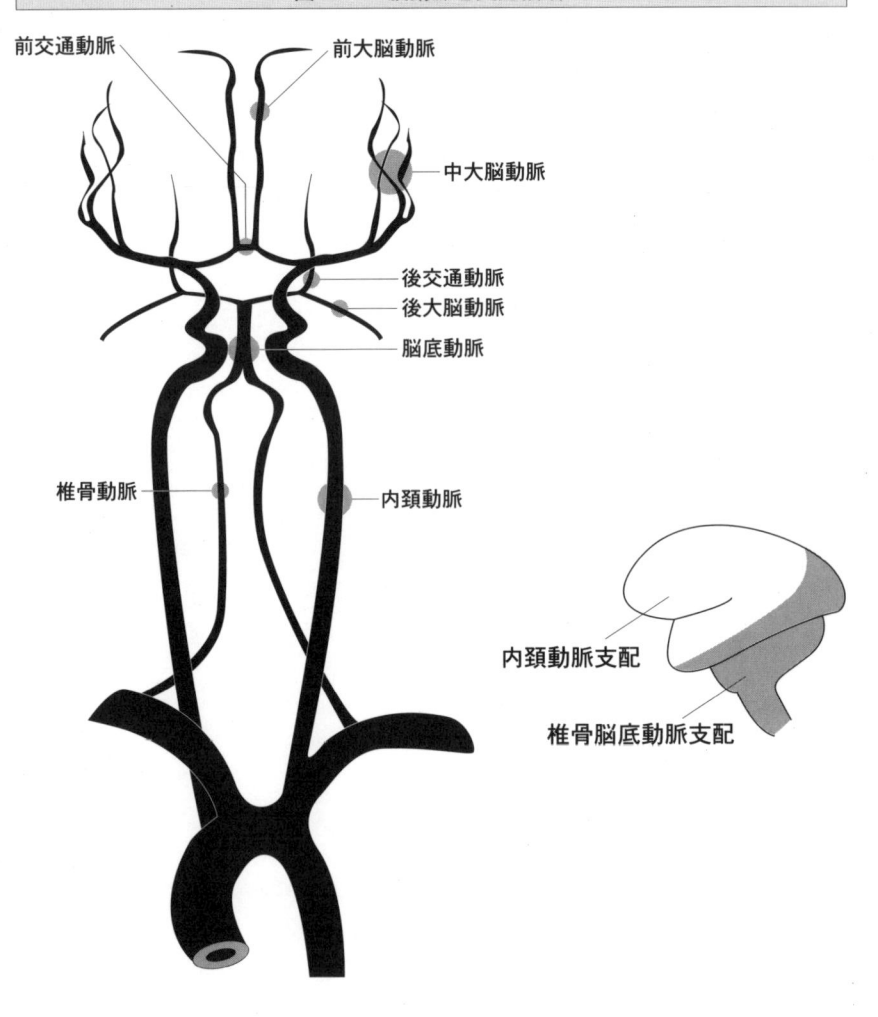

前交通動脈
前大脳動脈
中大脳動脈
後交通動脈
後大脳動脈
脳底動脈
椎骨動脈
内頚動脈

内頚動脈支配
椎骨脳底動脈支配

**Q 9**　高血圧性脳出血とはなにか？

　高血圧で脳の小動脈に血管壊死が起きて微小動脈瘤が生じ、それが破裂して脳出血を起こす。したがって、穿通枝に起きやすく、被殻、視床、大脳皮

質下白質、橋、小脳が5好発部位である。症状は血腫の大きさによるが、被殻出血は対側の片麻痺と病側への共同偏視、視床出血は深い意識障害と斜偏視（病側眼が内下転）、橋出血は昏睡と針先瞳孔、小脳出血は頭痛、めまい、小脳失調を呈する。

## Q 10　くも膜下出血とはなにか？

　外傷を除けば、原因の第1位は若年者では**脳動静脈奇形**、中高年の高血圧患者では**脳動脈瘤破裂**である。脳動静脈奇形の出血は静脈側から起きるので致死的出血は少なく、また再出血も年数％にすぎない。しかし、3 cm以下の小さい奇形は再出血率が年約10％と高い。一方、脳動脈瘤破裂は致死的出血を起こし、25％が24時間以内に死亡し、再発では70％が死亡する。脳動脈瘤は動脈分岐部に生じやすく、前交通動脈、内頚動脈、中大脳動脈に多い。患者の約30％で複数認められ、径 6 mm以上の嚢状動脈瘤が破れやすい。**初発症状は頭痛、嘔吐、意識障害であり、約3時間後から項部硬直、ケルニッヒ（Kernig）徴候**が出現する。

## Q 11　一過性脳虚血発作（TIA）とはなにか？

　**24時間以内に症状が完全に消失する脳虚血発作**である。原因は微小血栓による細小動脈の一過性の閉塞が多く、血行力学的循環障害（狭窄＋血圧低下）でも起きる。TIAは一過性の脳局所神経症状を呈する。ブローカ（Broca）失語、片麻痺、同名半盲、一過性黒内障（眼動脈塞栓）は単一で出現してもTIAと診断してよい。しかし、めまい、ふらつき、健忘、構音障害、尿失禁は必ずしも脳局所症状と断定できず、単一である場合にはTIAと診断しない。また、TIAではけいれんなどの刺激症状は起きず、微小血栓が原因なので意

識障害も通常起きない。


## Q12 TIAの治療はどうするか？

　TIAを放置すると約1/3は脳梗塞を発症する．治療は，**心原性塞栓であれば抗凝固剤，それ以外は血小板凝集抑制剤のアスピリンを少量**（バッファリン81 mg錠を1錠）投与する．


## Q13 TIAの予防にアスピリンの少量投与がなぜ有効か？

　アスピリンは**血小板と血管内皮細胞のシクロオキシゲナーゼ（COX）を用量依存的に阻害**する．血小板のCOXは血小板凝集と血管収縮作用を持つトロンボキサンA2をおもに産生し，血管内皮細胞のCOXは逆に血小板凝集抑制と血管拡張作用を持つプロスタサイクリンを産生する．核を有する血管内皮細胞はCOXを次々に生成できるが，核のない血小板はCOXを新しく生成することはできない．**少量投与ではCOXを生成できない血小板だけが阻害される**が，大量投与では血管内皮細胞のCOX生成も阻害されるためにアスピリンの効果は消滅する．これをアスピリン・ジレンマと言う．


## Q14 ラクナ脳梗塞とはなにか？

　**小さい穿通枝の閉塞で起きる径1.5 cm以下の小梗塞**である．高齢の高血圧者に多い．穿通枝支配の大脳白質，基底核および橋に好発する．無症候性のことも多く，症状があっても運動麻痺だけあるいは感覚障害だけなど軽微な

ことが多い（ラクナ症候群）。

## Q15 アテローム血栓性脳梗塞とはなにか？

頭蓋内外の主幹脳動脈の**粥状硬化で血栓**が形成され、その部やまたは弾けて**分枝を閉塞**する。粥状硬化の好発部位は内頚動脈分岐部、内頚動脈サイフォン部、中大脳動脈水平部、脳底動脈および椎骨動脈起始部である。**TIAが先行**し、症状が階段状に進行することが多い。高血圧、糖尿病、高脂血症患者に多い。**意識障害、大脳皮質症候**などを呈し、症状は**ラクナより重症**である。**血行力学的障害**も起こり、その動脈の支配領域の末梢部（分水嶺領域）に梗塞を認める。

## Q16 心原性脳塞栓症とはなにか？

心房細動などの心疾患で**心腔に血栓**が形成され、それが弾けて**内頚動脈または中大脳動脈を閉塞**する。まれに脳底動脈閉塞も起こす。症状は突発完成し、半球性に障害するので**昏睡**など重篤な症状を呈する。ただちに血栓を粉砕して再開通すると症状は劇的に消失するが（spectacular shrinking deficit）、血液脳関門が破綻した数日後に粉砕すると出血を起こして症状はさらに重篤になる（**出血性脳梗塞**）。

## Q17 脳血管障害の診断手順を述べよ

脳血管障害は緊急治療を要するので、**迅速な診断**が求められる。ただちに

**施行すべき検査は脳CT**である。出血は直後から高吸収域異常を呈し、梗塞は直後には異常を呈さないので鑑別できる。急性期脳梗塞の診断には**拡散強調MRI**がもっとも有用で、発症数時間以内に梗塞を検出できる。拡散強調MRIは生体内の水分子の拡散運動を画像化したもので、虚血で神経細胞がcytotoxic edemaを起こすと細胞内では水分子の拡散運動がなくなるので高信号として描出される。

### Q 18 脳梗塞急性期治療の目標はなにか？

　cytotoxic edemaを起こした神経細胞は死ぬに至り、救済することはできない。梗塞巣の周囲の**ペナンブラ（penumbra）と呼ばれる虚血部位の神経細胞は機能障害を起こしているが死んでおらず、この部の神経細胞を救済する**のが急性期治療の目標である。治療では、血圧の維持、酸素投与、脳浮腫の軽減が重要であり、発作後3時間以内であれば血栓溶解による強制的再環流も有効である。

# 索　引

注：●を付した頁には、その語句についての「Q&A」が記載されています。

―― 欧文索引 ――

## A

Aα線維 ················75, 79
Ach ················72, 89, 90
action tremor ················93
Aδ線維 ················75, 79
Adie症候群 ················●14
Adie瞳孔 ················10, 11, 12, ●14
akinesia ················92
akinetic mutism ················49
Alzheimer病 ················●56, ●57, 105
anisocoria ················11
Anton症候群 ················7
Argyll Robertson瞳孔 ················10, 11, ●12
asterixis ················49
athetosis ················98
Audiogram ················33
autoregulation ················106

## B

Babinski反射 ················69
Bielshowsky斜頚試験 ················19
blepharospasm ················27, 98
blood-brain barrier ················105
bradykinesia ················92
Broca失語 ················39, 109
Broca野 ················39
Brown-Séquard症候群 ················71, 78, 81

## C

C線維 ················75, 79

caloric test ················36, ●37
causalgia ················●79
central scotoma ················4
Chaddock反射 ················69
choked disc ················5
chorea ················98
$CO_2$ ················106
cone ················1
Corti器官 ················31
CO中毒 ················95
COX ················110
Creutzfeldt-Jakob病 ················56, 57
cytotoxic edema ················60, 112

## D

decerebrate rigidity ················48
decorticate rigidity ················47
delirium ················45
dermatome ················●77
dizziness ················36
dying back ················86
dyskinesia ················98
dystonia ················98

## E

Edinger-Westphal核（E-W核）················4, 10

## F

fasciculation ················72
fibrillation ················72
flocculonodular lobe ················100

## G

| | |
|---|---|
| gate control | 79, 85 |
| Gerstmann症候群 | 53 |
| Guillain-Barré症候群 | 23, 27, 87 |

## H

| | |
|---|---|
| hemifacial spasm | 27 |
| homonymous hemianopsia | 6 |
| Horner症候 | 9, ●11, ●12, 65, 84 |

## I

| | |
|---|---|
| interstitial edema | 61 |

## J

| | |
|---|---|
| Japan Coma Scale | 45 |
| Jargon失語 | 40 |

## K

| | |
|---|---|
| Kernig徴候 | 63, 109 |
| Kernohan's notch | 46 |

## L

| | |
|---|---|
| Lambert-Eaton筋無力症候群 | 89, ●90 |
| Lasègue徴候 | 84, 87 |
| LEMS | 89, ●90 |
| Lewy小体型痴呆 | 56, ●57 |
| locked-in syndrome | 49 |

## M

| | |
|---|---|
| MAO-B阻害剤 | 97 |
| Marcus Gunn瞳孔 | ●13 |
| medial longitudinal fasciculus | 22 |
| Meige症候群 | 27 |
| mid-position fixed pupil | 14 |
| Miller-Fisher症候群 | 23 |
| miosis | 8 |
| MLF | 22 |
| MLF症候群 | 22 |
| mononeuritis | 86 |
| mononeuritis multiplex | 86 |
| MSA | 96 |
| multiple system atrophy | 96 |
| mydriasis | 8 |

## N

| | |
|---|---|
| NO | 106 |
| nystagmus | 35 |

## O

| | |
|---|---|
| $O_2$ | 106 |
| oculocephalic reflex | 21 |
| OKN反射 | 6, 21 |
| oligodendroglia | 2 |
| on-off現象 | 97 |
| OPCA | 96 |
| optokinetic nystagmus | 6 |
| oral dyskinesia | 27 |

## P

| | |
|---|---|
| Papezの回路 | 53, 55 |
| papilloedema | 4 |
| paramedian pontine reticular formation | 21 |
| paratonia | 55 |
| Parinaud症候群 | 12, ●14, 22 |
| penumbra | 112 |
| Pick病 | 55 |
| pill-rolling tremor | 93 |
| pin-hole視力検査 | 5 |
| pin-point pupil | 11 |
| polyneuropathy | 86 |
| polyradiculoneuropathy | 87 |
| postural instability | 92 |
| postural tremor | 93 |
| PPRF | 21 |
| PPRF障害 | 19, ●21 |
| projectile vomiting | 63 |
| pulsion | 92 |

## Q

Queckenstedt検査 ·················62

## R

resting tremor ················92
retrobulbar optic neuritis ···········4
rigidity ·····················92, 93
Rinne試験 ···················●33
rod ························1
Romberg徴候 ··················103
root entry zone ················84
root exit zone ················84

## S

saccadic ····················101
saccadic movement ············21
sacral sparing ················82
Schwann細胞 ··················2
sensory ataxia ················103
Shy-Drager症候群 ··············96
smooth pursuit movement ········21
spasticity ····················93
spectacular shrinking deficit ·······111
Spurling徴候 ··················84
start hesitation ················94
syncope ····················45

## T

TIA ···············107, ●109, ●110, 111
Tinel徴候 ····················89
titubation ···················101
Tolosa-Hunt症候群 ··············18
transient ischemic attack
 ··············107, ●109, ●110, 111
truncal ataxia ················101

## V

vasogenic edema ·············60, 105
vermis ····················99, 100
vertigo ····················35, 36

## W

Wallenberg症候群 ·········34, 78, 103, 36
Waller変性 ··················86
waning現象 ··················90
waxing現象 ··················90
wearing-off現象 ···············97
Weber試験 ··················●33
Wernicke脳症 ·················18
Wernicke野 ··················40

──── 和文索引 ────

## あ

悪性症候群 ···················●97
アステリキシス ················49
アストロサイト ················105
アスピリン ···················●110
アスピリン・ジレンマ ············110
アセチルコリン ················72
圧感覚 ·····················75
アテトーゼ ···················98
アテローム血栓性脳梗塞 ·······107, ●111
アドレナリン点眼 ···············12
アトロピン ···················12
アブミ骨筋 ···················24
アブミ骨神経 ·················25
アルコール ···················103
アルツハイマー病 ········●56, ●57, 105
α-シヌクレイン ··············94, 96
アントン症候群 ················7

## い

意識障害 ········第8章：44-50, 62, 109, 111
一過性黒内障 ·················109
一過性脳虚血発作
 ··············107, ●109, ●110, 111
一般体性感覚 ··············74, ●75

| | |
|---|---|
| 一般内臓感覚 | 74 |
| 咽喉頭運動 | 42 |

## う

| | |
|---|---|
| ヴァレンベルグ症候群 | 34, 36, 78, 103 |
| ウイルス性脳炎 | 103 |
| ウイルソン病 | 98 |
| ウエルニッケ失語 | 40 |
| ウエルニッケ脳症 | 18 |
| ウエルニッケ野 | 40 |
| うっ血乳頭 | 5, 46, 62 |
| 運動核 | 28 |
| 運動過多 | 97 |
| 運動感覚障害 | 81 |
| 運動失調 | 101 |
| 運動障害 | 第11章：67-73 |
| 運動神経 | 28, 72, 73, 77 |
| 運動神経細胞 | 72, 73 |
| 運動前野 | 39 |
| 運動単位 | 72 |
| 運動保続 | 55 |
| 運動野 | 39, 68 |

## え

| | |
|---|---|
| 易興奮性 | 55 |
| 鉛管様筋強剛 | 93, 96 |
| 嚥下障害 | 27, 43, 68 |
| 塩酸アマンタジン | 97 |
| 遠視 | 5 |
| 延髄空洞症 | 34 |
| 延髄梗塞 | 34 |

## お

| | |
|---|---|
| 嘔吐 | 36, 62, 63, 65, 109 |
| 嘔気 | 36 |
| 黄斑 | 4 |
| 黄斑中心窩 | 1 |
| 頤舌筋麻痺 | 68 |
| オリーブ橋小脳萎縮症 | 96 |
| オリーブ小脳路 | 100 |

| | |
|---|---|
| オリゴデンドログリア | ●2 |
| 折り畳みナイフ現象 | 93 |
| 温痛覚 | 28, 75 |
| 温痛覚低下 | 84 |
| 温痛覚路 | ●76 |

## か

| | |
|---|---|
| 下位運動ニューロン | ●72 |
| 下位運動ニューロン障害 | ●72 |
| 下位運動ニューロン症候 | ●73, 83, 84, 85 |
| 外眼筋 | ●16 |
| 外耳道閉塞 | 34 |
| 外側延髄症候群 | 78 |
| 外側膝状体 | ●3 |
| 外転神経 | 16 |
| 外転神経麻痺 | ●19, 49 |
| 回転性めまい | 35 |
| 海馬 | 53, 53 |
| 海馬傍回 | 53 |
| 解離性感覚障害 | 71, ●78 |
| カウザルギー | ●79 |
| 下顎神経 | 28 |
| かかと膝試験 | 102 |
| 過換気症候群 | 106 |
| 鈎ヘルニア | 46 |
| 蝸牛 | 31 |
| 蝸牛障害 | 34 |
| 蝸牛神経 | 31 |
| 蝸牛神経核 | 31 |
| 核間性眼筋麻痺 | 22 |
| 核上性眼筋麻痺 | 21 |
| 核上性顔面神経麻痺 | ●26 |
| 仮性球麻痺 | 49, 96 |
| 加速現象 | 94 |
| 滑車神経 | 16 |
| 滑車神経麻痺 | ●19 |
| 寡動 | 92, 93, 95 |
| 下頭頂小葉 | 40 |
| 仮面様顔貌 | 93 |
| 粥状硬化 | 111 |

| | |
|---|---|
| カリウム異常 | 48 |
| カルバマゼピン | 30 |
| 感音性難聴 | ●32, ●34 |
| 感覚障害 | 第12章：74-79 |
| 感覚神経 | 28, 60, 75, 77 |
| 感覚性運動失調 | 67 |
| 感覚性失調 | 103 |
| 感覚野 | 29, 60, 75 |
| 感覚路 | ●76 |
| 眼球運動 | 100 |
| 眼球運動障害 | 第3章：15-23 |
| 眼球運動反射 | 101 |
| 眼球頭反射 | 21 |
| 眼筋麻痺 | 90 |
| 眼瞼下垂 | 11, 18 |
| 眼瞼けいれん | 27, 98 |
| 眼瞼板筋 | 9 |
| 肝硬変 | 48 |
| 間質性浮腫 | 61, 61 |
| 眼振 | 35, ●35 |
| 眼神経 | 28 |
| 肝性脳症 | 49 |
| 関節位置覚 | 75 |
| 関節運動覚 | 75 |
| 関節リウマチ | 89 |
| 眼前暗黒感 | 50 |
| 杆体 | 1 |
| 眼底検査 | 4 |
| 眼動脈塞栓 | 109 |
| 観念運動失行 | 53 |
| 観念失行 | 53 |
| 間脳 | 46, 47 |
| 顔面感覚異常 | 第5章：28-30 |
| 顔面感覚低下 | 26 |
| 顔面筋 | 24 |
| 顔面神経 | ●24, 42 |
| 顔面神経麻痺 | 19, 第4章：24-27, 49 |
| 顔面の温痛覚障害 | ●30 |
| 顔面の全感覚低下 | ●30 |
| 顔面不随意運動 | ●27 |

| | |
|---|---|
| 眼輪筋 | 24 |

### き

| | |
|---|---|
| 記憶障害 | ●53 |
| 器質的意識障害 | ●46 |
| 偽性球麻痺 | 43, 57, 68, 70, 71 |
| 基底核 | 107, 110 |
| 気導 | 32 |
| 機能性意識障害 | ●48 |
| 機能性頭痛 | 60 |
| 球筋麻痺 | 90 |
| 球後視神経炎 | 4 |
| 弓状束の障害 | ●40 |
| 球麻痺 | 42, 71 |
| 橋 | 109, 110 |
| 強剛 | 93 |
| 胸髄 | 77 |
| 胸髄障害 | ●72 |
| 強制失泣 | 27, 43 |
| 強制失笑 | 27, 43 |
| 強制把握現象 | 55 |
| 協調運動 | 100 |
| 共同運動不能 | 102 |
| 共同偏視 | ●20, 21, 46, 109 |
| ギラン・バレー症候群 | 23, 27, 88 |
| 起立性低血圧 | 14 |
| 筋萎縮 | 86 |
| 筋萎縮性側索硬化症 | 27 |
| 筋強剛 | ●92, 93 |
| 筋強直性ジストロフィー | 27 |
| 近視 | 5 |
| 緊張型頭痛 | 60, ●66 |
| 緊張瞳孔 | 12 |
| 筋トーヌス | 92 |
| 筋トーヌス低下 | 102 |
| 筋肉疾患 | 15, ●90 |
| 筋肉障害 | 第13章：80-90 |
| 筋崩壊 | 97 |
| 筋力低下 | ●68 |

## く

空気伝導 ……………………………… 32
ロジスキネジー ……………………… 27
屈折障害 ……………………………… ●5
くも膜下出血 …………… 58, 60, 107, ●109
グリセロール ………………………… 61
クロイツフェルト・ヤコブ病 ……… 56, 57
群発頭痛 ………………………… 60, ●65

## け

頚髄 …………………………………… 77
痙性斜頚 ……………………………… 98
痙縮 …………………………………… 93
痙性運動麻痺 ………………………… 69
痙性麻痺 ………………………… 68, 71, 72, 85
痙性四肢麻痺 ……………………… 70, 71
痙性片麻痺 ………………………… 70, 71
けいれん ……………………………… 64
血液ガス ………………………… 105, ●106
血液脳関門 …………………… 60, ●105
血管拡張因子 ……………………… 106
血管収縮因子 ……………………… 106
血管性頭痛 …………………… 60, ●65
血管性脳浮腫 ……………………… 105
血管内皮細胞 ………………… 106, 110
血管内皮細胞障害因子 …………… 107
血小板 ……………………………… 110
血小板凝集抑制剤 ………………… 110
血栓形成因子 ……………………… 107
下痢 ………………………………… 14
ケルニッヒ徴候 ………………… 63, 109
幻覚 ………………………………… 64
腱反射亢進 ………………………… 69
腱反射消失 …………………… 14, 72, 86
瞼裂狭小 …………………………… 11

## こ

抗うつ剤 …………………………… 12
構音障害 ……… 27, **第7章：38-43**, 68, 102
抗癌剤 ……………………………… 103
交感神経 …………………………… 8, ●9
広基性小刻み歩行 ………………… 96
抗凝固剤 …………………………… 110
広頚筋 ……………………………… 24
高血圧性脳出血 …………………… ●108
高CK血症 …………………………… 97
高$CO_2$血症 ………………………… 106
高次脳機能 ………………………… ●51
高次脳機能障害 ………… **第9章：51-58**
甲状腺機能低下 …………………… 103
口唇運動 …………………………… 42
高浸透圧溶液 ……………………… 61
構成失行 …………………………… 52, 53
抗てんかん薬 ………………… 30, 103
後頭葉障害 ………………………… ●7
抗パーキンソン薬 ………………… 98
抗ヒスタミン剤 …………………… 12
後部型痴呆 …………………… 54, ●55
項部硬直 ………………… 46, 63, 109
後方言語領域 ……………………… ●40
後方言語領域障害 ………………… ●40
絞扼性単神経炎 …………………… ●88
絞扼性ニューロパチー …………… ●88
口輪筋 ……………………………… 24
コカイン点眼 ……………………… 12
小刻み歩行 ………………………… 94
黒質線条体ドーパミン作動系 …… 95
黒質線条体ドーパミン作動性ニューロン
………………………………………… 94
後根 ………………………………… 77
鼓索神経 …………………………… 25
固視障害 …………………………… 35
語性錯語 …………………………… 41
骨伝導 ……………………………… 32
骨導 ………………………………… 32
鼓膜 …………………………… 25, 31
鼓膜損傷 …………………………… 34
固有感覚 …………………… 75, ●76
コルチ器官 ………………………… 31
昏睡 …………………… 64, 109, 111

## さ

| | |
|---|---|
| 細胞外浮腫 | 60 |
| 細胞内浮腫 | 60 |
| 錯語 | 40 |
| 嗄声 | 43 |
| 左右失認 | 53 |
| サルコイドーシス | 27 |
| 三叉神経 | 28, 60 |
| 三叉神経脊髄路 | 30 |
| 三叉神経痛 | ●30 |
| 散瞳 | 8, 10, 11, ●12, 13, 14, 18, 22 |

## し

| | |
|---|---|
| 視運動眼振 | 6, 21 |
| 視覚刺激 | ●1 |
| 視覚認知障害 | 53 |
| 視覚野 | 3, 31 |
| 視覚路 | ●3 |
| 視覚路の障害 | ●4, 6 |
| 弛緩性麻痺 | 68, 71, 86, 89 |
| 視空間無視 | 53 |
| 軸索変性 | 86 |
| シクロオキシゲナーゼ | 110 |
| 自己調節能 | ●106 |
| 視細胞 | 1 |
| 視索 | 3, 6 |
| 四肢麻痺 | 49 |
| 視床 | 30, 60, 75, 108 |
| 視床下部 | 9 |
| 耳小骨 | 31 |
| 視床障害 | ●78 |
| 視床痛 | 78 |
| 視神経 | ●2, 3 |
| 視神経炎 | 2, ●4 |
| 視神経交叉 | 3 |
| 視神経交叉部障害 | ●6 |
| 視神経障害 | ●4, ●5 |
| 視神経乳頭 | 1, 2 |
| 視神経の組織学的特殊性 | 1 |
| ジスキネジア | 98 |
| ジストニア | 27, 52, 98 |
| 姿勢時振戦 | 93 |
| 姿勢反射障害 | 92, ●94, 95 |
| 耳石器 | 35 |
| 失見当識 | ●58 |
| 失語 | 第7章：38-43, 52, 53, 56, 57 |
| 失行 | 第9章：51-58, 67 |
| 失算 | 53 |
| 失書 | 52, 53 |
| 失神 | 45, ●50 |
| 失読 | 52, 53 |
| 失認 | 第9章：51-58 |
| 失念 | 56 |
| 失文法 | 39 |
| 失名詞失語 | ●41 |
| 失立 | 50 |
| しびれ | ●79, 85, 86 |
| ジフテリア | 27, 88 |
| 耳閉 | 34 |
| 視放線 | 3 |
| 耳鳴 | 37 |
| シャイ・ドレーガー症候群 | 96 |
| 視野障害 | 第1章：1-7 |
| 尺骨神経 | 88 |
| 斜偏視 | 109 |
| ジャルゴン失語 | 40 |
| 重症筋無力症 | 23, 27, 89, ●90 |
| 縮瞳 | 8, ●11, 14 |
| 手根管症候群 | ●89 |
| 手指失認 | 53 |
| 出血性素因 | 107 |
| 出血性脳梗塞 | 111 |
| シュワン細胞 | 2 |
| 純粋運動麻痺 | 71, 107 |
| 上位運動ニューロン | ●68 |
| 上位脳幹 | 46 |
| 上顎神経 | 28 |
| 松果体腫瘍 | 14 |
| 上頚部交感神経節 | 9 |
| 症候性頭痛 | 60 |

| | |
|---|---|
| 上行性賦活系脳幹網様体 | 44 |
| 正中神経 | 88 |
| 衝動性眼振 | 35 |
| 小脳 | 41, 109 |
| 小脳遠心路 | ●100, ●102 |
| 小脳求心路 | ●100 |
| 小脳失調 | 26, 96, 102, 109 |
| 小脳室頂核 | 35 |
| 小脳出血 | 36 |
| 小脳障害 | 第15章：99-103 |
| 小脳性運動失調 | 67, ●102, ●103 |
| 小脳性構音障害 | ●43 |
| 小脳性失調 | ●103 |
| 小脳片葉 | 100 |
| 小舞踏病 | 98 |
| 上方注視麻痺 | 14 |
| 書痙 | 98 |
| 触覚 | 28, 76, 75 |
| 触覚線維 | 79 |
| 除脳硬直 | 46, ●48 |
| 除皮質硬直 | 46, ●47, ●48 |
| 自律神経 | 8, 77 |
| 自律神経障害 | 86, 95, 96 |
| 視力障害 | 第1章：1-7 |
| 視力低下 | 5 |
| 神経筋接合部疾患 | 15 |
| 神経筋接合部障害 | ●89 |
| 神経根 | 85 |
| 神経根出入部障害 | 84 |
| 神経根症候 | ●83 |
| 神経根痛 | 83, 86, 87 |
| 神経鞘腫 | 83 |
| 神経節細胞 | 1 |
| 神経叢 | 77 |
| 神経梅毒 | 12 |
| 心原性塞栓 | 110 |
| 心原性脳塞栓症 | 107, ●111 |
| 進行性核上性麻痺 | 22, 56, 95 |
| 真珠腫 | 34 |
| 真性めまい | 36 |

| | |
|---|---|
| 振戦 | 19, 102 |
| 迅速手回内回外試験 | 102 |
| 振動覚 | 75 |
| 深部圧痛覚 | 75 |
| 深部感覚 | 75, ●76 |

**す**

| | |
|---|---|
| 髄液 | ●61 |
| 髄核 | 85 |
| 髄節性全感覚低下 | 83 |
| 錐体 | 1 |
| 錐体外路系 | ●91 |
| 錐体路 | 68 |
| 錐体路障害 | ●69, ●70, ●71 |
| 錐体路症候 | 96 |
| 垂直注視麻痺 | 20, ●22 |
| 水頭症 | 61 |
| 髄膜刺激症状 | 25 |
| 髄膜炎 | ●64 |
| 髄膜刺激 | 19, 60, 64 |
| 髄膜腫 | 34, 83 |
| 髄膜脳炎 | 58, 60 |
| すくみ足現象 | 94 |
| すくみ現象 | 92 |
| 頭痛 | 第10章：59-66, 109 |
| ストレプトマイシン | 34 |
| スパーリング徴候 | 84 |

**せ**

| | |
|---|---|
| 静止時振戦 | 92, ●93 |
| 正常圧水頭症 | 56, ●58 |
| 精神発達遅延 | 52 |
| 脊髄障害 | 第13章：80-90 |
| 脊髄小脳変性症 | 103, 105 |
| 脊髄小脳路 | 100, ●101 |
| 脊髄神経 | 77 |
| 脊髄髄節 | 77, 79 |
| 脊髄中心灰白質症候 | 78, ●84 |
| 脊髄内病変 | ●81 |
| 脊髄白質障害 | ●84 |

| | | | | |
|---|---|---|---|---|
| 前庭系 | ●34 | | **そ** | |
| 舌咽神経 | 28, 60 | | 双極細胞 | 1 |
| 舌運動 | 42 | | 相対的求心性瞳孔障害 | 13 |
| 舌下神経 | 42 | | 総腓骨神経 | 88 |
| 節性脱髄 | 86 | | 相貌失認 | 53 |
| セロトニン系 | 65 | | 測定障害 | 102 |
| 線維性収縮 | 72 | | 側頭葉障害 | 55 |
| 線維束性収縮 | 72 | | 側方注視麻痺 | 19, 20, ●21 |
| 線維輪 | 85 | | | |
| 全外眼筋麻痺 | ●22 | | **た** | |
| 全感覚低下 | 86 | | 体幹失調 | 101 |
| 閃輝性暗点 | 65 | | 大後頭神経 | 28, 60 |
| 前屈姿勢 | 94 | | 対光反射 | 4, 6 |
| 前根 | 77 | | 対光反射消失 | 10, 14, 18, 22, 46 |
| 前視神経炎 | 4 | | 第3脳質腫瘍 | 14 |
| 線条体 | 95 | | 帯状回 | 53 |
| 線条体黒質変性症 | 96 | | 体性感覚 | 74 |
| 仙髄 | 77 | | 大浅在錐体神経 | 24 |
| 前脊髄動脈症候群 | 78 | | 大腿外側皮神経 | 88 |
| 前大脳動脈 | 107 | | 大脳感覚野 | ●75 |
| | | | 大脳基底核 | 41, 91 |
| 前庭機能障害 | ●35, 37 | | 大脳基底核障害 | 56, **第14章：91-98** |
| 前庭小脳路 | 100, ●101 | | 大脳基底核性構音障害 | ●43 |
| 前庭神経 | 31, ●35 | | 大脳言語機構 | ●39 |
| 前庭神経核 | 35 | | 大脳灰白質障害 | ●52 |
| 前庭性眼振 | 36 | | 大脳白質 | 110 |
| 前庭性失調 | ●103 | | 大脳白質障害 | ●52 |
| 先天性風疹 | 34 | | 大脳皮質下白質 | 108 |
| 前頭橋小脳路 | 100 | | 大脳皮質症候 | 111 |
| 前頭筋 | 24 | | 大脳皮質連合野 | 54 |
| 前頭葉症候 | 55, ●101 | | 唾液腺 | 25 |
| 前頭葉注視中枢障害 | ●21 | | 多関節運動 | 101 |
| 前頭葉中心前回 | 68 | | 多系統萎縮症 | 95, ●96, 103 |
| 前頭葉白質 | 70 | | 多発根神経炎 | ●87, ●88 |
| 前頭葉運動野 | 91 | | 多発神経炎 | ●86, 87, ●88 |
| 前部型痴呆 | 54, ●55 | | 多発性硬化症 | 2, 12, 14, 22, 30, 103 |
| 前方言語領域 | ●39, 40 | | 多発単神経炎 | 86 |
| 前方言語領域障害 | ●39 | | 多発脳梗塞 | 27, 95 |
| せん盲 | 45 | | 多発脳梗塞性痴呆 | ●56 |
| 全盲 | 4, 7 | | 短期記憶 | 53 |

単神経炎 …………………………86

## ち

知覚核 ……………………………28
弛緩性麻痺 ……………68, 71, 86, 89
地誌的失認 ………………………53
知的認知機能 ……………………51
痴呆 ………………50, 第9章：51-58, 96
着衣失行 …………………………53
チャドック反射 …………………69
中間位固定瞳孔 …………………●14
中耳炎 ……………………………34
注視障害 …………………………20
注視麻痺 ……………………15, 20, 25
中心暗点 …………………………4, 5
中心灰白質中間外側核 …………9
中枢神経 …………………………75
中枢性眼振 ………………………36
中枢性顔面神経麻痺 ………●26, 68, 70, 71
中大脳動脈 …………………107, 111
虫部 …………………………99, 100
聴覚 ………………………………●31
聴覚過敏 …………………………26
聴覚野 ……………………………40
長期記憶 …………………………53
長経路症候 ………………………85
聴神経 ………………………31, 35
聴神経腫瘍 ………………………34
超皮質性運動失語 ………………41
超皮質性感覚失語 ………………41
超皮質性失語 ……………………●41
聴放線 ……………………………31
聴力障害 ………………第6章：31-37

## つ

椎間板ヘルニア ………………83, ●85
椎骨動脈 …………………………107
痛覚受容体 ………………………59
痛覚線維 …………………………79
つぎ足歩行 ………………………102

## て

低血圧 ……………………………48
低酸素 ……………………………48
低体温 ……………………………48
伝音性難聴 ……………………●32, ●34
てんかん発作 ……………………52
伝染性単核症 ……………………27
伝導失語 …………………………40

## と

頭蓋内圧亢進 ……………5, ●60, ●62, ●63
動眼神経 …………………………16
動眼神経麻痺 ………………12, ●18
瞳孔異常 ………………第2章：8-14
瞳孔散大筋 ………………………9
瞳孔反射 …………………………●10
瞳孔不同 ………………………11, 46
撓骨神経 …………………………88
動作緩慢 ………………………93, 94
動作時振戦 ………………………93
頭頂葉感覚野障害 ………………●78
頭頂葉障害 ………………………55
糖尿病 ………………………18, 48
同名上四半盲 ……………………6
同名下四半盲 ……………………6
同名四半盲 ………………………4
同名半盲 …………4, ●6, ●7, 52, 64, 109
動揺感 ……………………………35
ドーパ剤 ………………………95, 97
ドーパミン受容体刺激剤 ……95, 97
ドーパミン受容体遮断剤 ……95, 98
特殊体性感覚 ……………………74
特殊内臓感覚 ……………………74
特殊内臓感覚神経 ………………24
閉じ込め症候群 …………………●49
突進現象 ………………………92, 94

## な

内頚動脈 ………………9, 107, 111
内臓感覚 …………………………74

内側膝状体 …………………………31
内側縦束 ……………………………22
内側縦束障害 ……………15, ●22
内分泌障害 …………………………48
内包後脚 ……………………3, 30, 70
軟口蓋運動 …………………………42
難聴 ……………………26, ●32, 37

## に

2点識別覚 ……………………75, 78
日本脳炎 ……………………………95
乳頭炎 ………………………………4
乳頭体 ………………………………53
乳頭浮腫 ………………………4, ●5
尿失禁 ………………55, 57, 58, 96
尿毒症 ………………………………49
人形の眼現象 …………………21, 46

## ね

粘液水腫 ……………………………89

## の

脳炎 …………………………34, ●64
脳蓋内圧亢進 ……………………●63
脳幹 …………………………………73
脳幹梗塞 ……………………………27
脳幹出血 ……………………………27
脳幹反射 ……………………………55
脳弓 …………………………………53
脳血管障害 …………………●107, ●111
脳血管障害危険因子 ……………●107
脳血管性パーキンソニズム ………●96
脳梗塞 ……………………………107
脳梗塞急性期治療 ………………●112
脳死 …………………………………63
脳出血 ………………………107, 108
脳腫瘍 ……………………6, 19, 60
脳循環 ……………………………●104
脳循環障害 …………第16章：104-112
脳神経麻痺 …………………………15

脳性麻痺 ……………………………98
脳底動脈 …………………………107
脳底動脈血栓症 ……………………49
脳動静脈奇形 ……………………109
脳動脈瘤 ……………………………6
脳動脈瘤破裂 ……………………109
脳の血管支配 ……………………107
脳浮腫 ……………………………●60
脳ヘルニア …………………………63

## は

パーキンソニズム ………52, 95, 96
パーキンソン症候
　…………………57, 64, 91, ●92, ●94
パーキンソン症候群 ………………●95
パーキンソン病
　………………43, 56, 67, 93, ●94, ●95, ●96, ●97
排尿障害 ……………………………82
白質 ………………………………107
拍動性頭痛 …………………………65
歯車様筋強剛 …………………93, 95
バセドー病 …………………………23
発汗障害 ……………………………14
発語障害 ……………第7章：38-43
発熱 …………………………………64
バビンスキー反射 …………………69
針穴視力検査 ………………………5
針先瞳孔 ……………………11, 109
バリスム ……………………………98
パリノー症候群 …………12, ●14, 22
半規管 ………………………………35
反響言語 ……………………………41
半側感覚低下 ………………………52
半側空間無視 ………………………53
半側脊髄症候群 ………………71, 78
判断力低下 …………………………55
ハンチントン舞踏病 …………56, 95, 98

## ひ

被殻 ………………………………108

| | | | |
|---|---|---|---|
| 膝打ち試験 | 102 | 舞踏病 | 52, 67, 98 |
| 皮質延髄球路障害 | ●43 | 浮遊感 | 35, 103 |
| 皮質延髄路障害 | ●43 | プリオン蛋白 | 57 |
| 皮質下性痴呆 | 54, ●56, 58, 95 | ブローカ失語 | 39, 109 |
| 皮質球路 | 41, 68 | ブローカ野 | 39 |
| 皮質球路障害 | ●68 | | |
| 皮質性痴呆 | 54, ●56 | **へ** | |
| 皮質脊髄路 | 68 | 平衡感覚 | 34 |
| 皮質脊髄路障害 | ●69 | 平衡障害 | 35, 100, 103 |
| 皮質盲 | 4, 7 | ペナンブラ | 112 |
| 皮質聾 | 32 | 変換運動障害 | 102 |
| 鼻指鼻試験 | 102 | 片頭痛 | 65, ●65 |
| 非社会的行動 | 55 | 片側顔面けいれん | 27, 60 |
| 微小動脈瘤 | 108 | 片麻痺 | 19, 21, 25, 46, 52, 57, 64, 109 |
| 鼻声 | 43 | | |
| ビタミン$B_1$欠乏 | 103 | **ほ** | |
| ビタミンE欠乏 | 103 | 傍腫瘍症候群 | 103 |
| ビタミン欠乏 | 48 | 傍正中橋網様体 | 21 |
| 左大脳半球障害 | ●53 | 歩行障害 | 58 |
| ピック病 | 55 | 保続 | 39 |
| 皮膚感覚支配 | 77 | ボツリヌス中毒 | 89 |
| 皮膚書字覚 | 78, 75 | ホルネル症候 | 9, ●11, ●12, 65, 84 |
| 皮膚節 | ●77 | ポルフィリア | 88 |
| 鼻閉 | 65 | | |
| 表在感覚 | 75 | **ま** | |
| 表情筋 | 24 | 麻疹 | 34 |
| 病態失認 | 7 | まだら痴呆 | 57 |
| 病的反射 | 69 | 末梢障害 | 第13章：80-90 |
| 非流暢 | 39 | 末梢神経 | 75, 77, 79 |
| | | 末梢神経障害 | ●86 |
| **ふ** | | マニトール | 61 |
| フェノチアジン | 11 | マリオット盲点 | 2, 5 |
| 複合感覚 | 75 | | |
| 副交感神経 | 8, ●10, 24 | **み** | |
| 複視 | ●16, 19 | ミオクローヌス | 102 |
| 副腎皮質ホルモン | 61 | 味覚 | 25 |
| 輻輳調節反射 | 10 | 味覚低下 | 26 |
| 輻輳調節反射消失 | 14 | 右大脳半球障害 | ●53 |
| 振子様眼振 | 35 | 右同名半盲 | 40 |
| 不随意運動 | 52, 67, 91, 93, 95 | ミトコンドリア・ミオパチー | 23 |

| | |
|---|---|
| ミトコンドリア異常症……………34, 103 | ラセーグ徴候……………………84, 87 |
| | ランバート・イートン筋無力症候群 |
| **む** | ……………………………89, ●90 |
| 無関心………………………………55 | |
| 無酸素脳症…………………………12 | **り** |
| 無動……………………92, ●93, 97 | 立体覚……………………………75, 78 |
| 無動無言症……………49, ●50, 57 | リピドーシス……………………103 |
| 無抑制………………………………55 | 流涙…………………………………65 |
| | 両耳側上四半盲……………………6 |
| **め** | 両耳側下四半盲……………………6 |
| 迷走神経……………………………42 | 両耳側半盲………………………4, 6 |
| 迷路性眼振…………………………36 | 良性発作性頭位めまい症…36, ●37 |
| 迷路性失調………………………●103 | 両側性顔面麻痺…………………●27 |
| メージュ症候群……………………27 | 両鼻側半盲…………………………4 |
| メニエール病…………34, 36, ●37 | |
| めまい………第6章：31-37, 103, 109 | **る** |
| | ルイ小体……………………………94 |
| **も** | ルイ小体型痴呆……………56, ●57 |
| 網膜……………………………●1, 2 | 涙腺…………………………………24 |
| モノアミンオキシダーゼB阻害剤………97 | 涙分泌低下…………………………26 |
| | |
| **や** | **れ** |
| 薬剤性難聴…………………………34 | 冷汗…………………………………50 |
| 薬物点眼試験………………………12 | |
| | **ろ** |
| **ゆ** | 老人性難聴…………………………34 |
| 有機水銀…………………………103 | ロンベルグ徴候…………………103 |
| 有機溶媒…………………………103 | |
| 有機リン……………………………11 | **わ** |
| 誘発筋電図…………………………89 | ワーラー変性………………………86 |
| | |
| **よ** | |
| 腰髄…………………………………77 | |
| 腰髄障害…………………………●72 | |
| | |
| **ら** | |
| ライム病……………………………27 | |
| ラクナ梗塞…………………………56 | |
| ラクナ症候群……………………111 | |
| ラクナ脳梗塞………96, 107, ●110 | |

索引■125

**著者略歴**

黒田康夫（くろだやすお）

　現　　職：佐賀大学医学部内科学教授
　専門分野：神経内科学

　昭和46年　九州大学医学部卒業
　昭和46年　九州大学医学部神経内科医員
　昭和50年　東京都立養育院附属病院（現・都立老人医療センター）医員
　昭和52年　九州大学医学部ウイルス学助手
　昭和54年　米国国立衛生研究所に留学（クロイツフェルト・ヤコブ病の研究）
　昭和56年　佐賀医科大学内科学講師
　昭和63年　佐賀医科大学内科学助教授
　平成8年から現在に至る

　おもな学会：
　日本内科学会評議員ならびに生涯教育委員、日本神経学会評議員、日本神経免疫学会評議員

© 2003

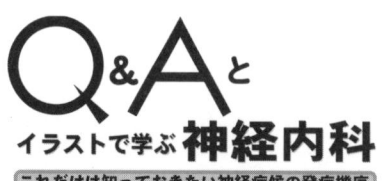

第1版4刷　2006年10月5日
第1版3刷　2005年6月25日
第1版2刷　2004年5月20日
第1版発行　2003年5月15日

著　者　黒田康夫
発行者　服部秀夫
発行所　株式会社新興医学出版社
〒113-0033 東京都文京区本郷 6-26-8
TEL 03-3816-2853　FAX 03-3816-2895

※定価はカバーに表示してあります

〈検印廃止〉

印刷　株式会社藤美社　　ISBN4-88002-463-5　　郵便振替00120-8-191625

○本書の複製権・翻訳権・譲渡権・公衆送信権（送信可能化権を含む）は株式会社新興医学出版社が所有します。
○JCLS〈（株）日本著作出版権管理システム委託出版物〉
本書の無断複写は著作権法上での例外を除き禁じられています。複写される場合は、その都度事前に（株）日本著作出版権管理システム（電話 03-3817-5670、FAX 03-3815-8199）の許諾を得て下さい。